经筋导引解结术

常小荣　章薇　刘密　主编

孙国杰　严洁　主审

中国健康传媒集团

中国医药科技出版社

内容提要

经筋导引解结术是以《黄帝内经》经筋理论为指导，遵循"查灶探结、渗药软结、导引解结、固本消结"的独特思维理念，通过融合多种特色技术，多维解锁，松解深层筋结，最终达到外治筋骨痛证、内调脏腑疾患的显著效果。本书详细介绍了其基本理论，经筋疾病的治疗总则、诊查方法以及经筋导引解结术的临床应用。

全书通俗易懂，图文并茂，并配有视频示范操作，可作为针灸推拿、康复及基层中医从业者提升专业能力的指导用书。

图书在版编目（CIP）数据

经筋导引解结术 / 常小荣，章薇，刘密主编 . — 北京：中国医药科技出版社，2021.8
ISBN 978-7-5214-2665-6

Ⅰ . ①经⋯　Ⅱ . ①常⋯②章⋯③刘⋯　Ⅲ . ①经筋 – 穴位疗法　Ⅳ . ① R245.9

中国版本图书馆 CIP 数据核字（2021）第 152579 号

本书视频音像电子出版物专用书号：

ISBN 978-7-88728-274-3

美术编辑　陈君杞
版式设计　也　在

出版	中国健康传媒集团｜中国医药科技出版社
地址	北京市海淀区文慧园北路甲 22 号
邮编	100082
电话	发行：010-62227427　邮购：010-62236938
网址	www.cmstp.com
规格	710×1000mm $^1/_{16}$
印张	15
字数	269 千字
版次	2021 年 8 月第 1 版
印次	2022 年 6 月第 2 次印刷
印刷	三河市万龙印装有限公司
经销	全国各地新华书店
书号	ISBN 978-7-5214-2665-6
定价	80.00 元

获取新书信息、投稿、为图书纠错，请扫码联系我们。

版权所有　盗版必究

举报电话：010-62228771

本社图书如存在印装质量问题请与本社联系调换

—— 本书编委会 ——

主　审　孙国杰　严　洁

主　编　常小荣　章　薇　刘　密

副主编　黄　河　刘迈兰　王德军　钱如力

　　　　谢　辉　呙安林　冯　芳

编　委　欧阳里知　曹佳男　方　园　范丽红

　　　　王　晶　　刘惠娟　黎铭玉　周　巍

　　　　周　兰　　谭舒怀　尹鸿智　刘　倩

　　　　曾　理　　梁枝懿　徐　璇　丁攀婷

　　　　李　芊　　何灏龙　阎卉芳　罗晓婷

　　　　王英姿　　钟　欢　艾　坤　许　明

　　　　罗　坚　　郁　洁　刘　琼　邓加勤

　　　　胡金鲁

经筋系统是针灸学的重要内容，附属于十二经脉系统，是针灸理论的重要组成部分。"经筋"一词首见于《黄帝内经》，《灵枢》专设"经筋"篇，详细描述了十二经筋的循行、病候及治疗方法。经筋与经脉的分布基本一致，但范围更加广泛。在《黄帝内经》时代前后的一段时期内，古人将经筋体系与经脉体系并列对待，可见经筋体系与经脉体系是组成经络系统的两个重要内容。随着经筋理论的发展，中医骨伤科也更多地引用了经筋理论，并使其得到实际应用。

《说文解字》曰："结，缔也；缔，结未解也。""解结"二字原意是"解开绳结"，引申为以绳喻病并与治疗疾病相关的中医学术用语，体现为一种法天则地、顺应人体以平为期规律的治疗原则，同时"解结"也是一种在经筋理论指导下使用各种治疗手段对机体实施的具体治疗方法，因此，"解结"在针灸学中具有治疗原则与具体治法的双重内涵。经筋解结致力于扶正祛邪，通过改善经筋病理状态（如结聚、粘连等），以解除致病之邪结，恢复机体正常的形态结构和功能状态，最终达到标本兼治的治疗目的。

目前临床治疗经筋疾病，多以"以痛为输"为原则，尚缺乏针对性的、规范化的、系统的辨证论治体系。本书由国家"万人计划"教学名师、全国中医药高等学校教学名师、全国名老中医药学术经验继承人指导老师、湖南省医学学科领军人才常小荣教授领衔主编，依托"常小荣全国名老中医药专家传承工作室""常小荣国家教学名师工作室"，历经两年精心著述编撰而成，旨在对经筋解结处方进行整理与总结，从而进一步完善经筋辨证论治体系，丰富经筋疾病治疗手段。

《经筋导引解结术》共分为上、中、下三篇。基础理论篇主要讲经筋的基本理论，包括经筋疾病的病因病理，十二经筋的循行与分布、病候以及筋结点与结筋病灶点。诊治技法篇为经筋疾病的治疗总论，介绍经筋疾病的治疗总则、诊查方法以及经筋导引解结术等内容。临床应用篇为经筋导引解结术实战篇，包括头面部、颈项部、胸背部、上肢部、腰骶部、下肢部六个部位常见疾病的诊治，分别从概述、病因病机、临床表现、鉴别诊断、经筋导引解结术操作和注意事项六方面详细讲解经筋导引解结术对疾病的诊治。本书所赠视频，对经筋导引解结术的概念、适应证、操作步骤进行了解读，并以颈椎病为例，进行了示范操作，使读者对经筋导引解结术有更直观的认识。

本书突出经筋理论的特点，面向针灸推拿、康复及基层中医从业者，立足于提升从业者专业能力。限于编者的水平，不足之处敬请读者指正，以利修订提高。

经筋导引解结术
操作演示

常小荣全国名老中医药专家传承工作室
常小荣国家教学名师工作室
2021 年 6 月

目 录

基础理论篇

诊治技法篇

第五章　经筋疾病治疗总则 ··· 116

临床应用篇

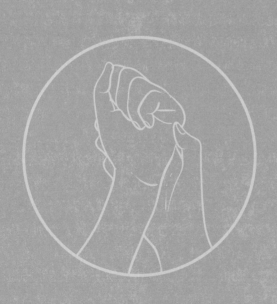

基础理论篇

第一章 经筋理论的发展史

第一节 经筋理论的形成

一、概述

经筋理论和疗法起源于石器时代。古代原始社会的人类，居住在山洞或地处阴暗潮湿之地，加上户外辛苦劳作，多发生风湿和创伤痛。人们很自然地用手揉按捶击以减轻疼痛，或用石块叩击揉按身体的部位，从而创造了以砭石为工具的医疗方法。成书于公元前5～前7世纪的竹帛古医书《阴阳十一脉灸经》和《足臂十一脉灸经》已有关于针灸的文字记载，是针刺和经筋疗法的萌芽。至春秋战国时代，针具由砭石发展到金属针具，同时火灸、热熨已被广泛用于疾病的治疗，大量医疗实践为经筋理论和经筋疗法的形成奠定了基础。

经筋系统是针灸理论的重要组成部分。"经筋"一词首见于《灵枢》。明代张介宾指出："十二经脉之外而复有经筋者，何也？盖经脉营行表里，故出入脏腑，以次相传；经筋联缀百骸，故维络周身，各有定位。虽经筋所盛之处，则唯四肢溪谷之间为最，以筋会于节也。筋属木，其华在爪，故十二经筋皆起于四肢指爪之间，而后盛于辅骨，结于肘腕，系于关节，联于肌肉，上于颈项，终于头面，此人身经筋之大略也。筋有刚柔，亦犹经之有络，纲之有纪，故手足项背，直行附骨之筋皆坚大，而胸腹头面支别横络之筋皆柔细也。但手足十二经之筋又各有不同者……"早于张介宾的隋代杨上善著《黄帝内经太素》，更将经筋与经脉分立卷宗，不相混谈。该书卷八为《经脉之一》，卷九为《经脉之二》，卷十为《经脉之三》，三卷总论十二经脉、经别、经络、十五络脉、经脉皮部、奇经八脉、经脉标本、经脉根结。与此相对，卷十三为《身度》，分谈十二经筋、骨度、肠度、脉度。显然，杨上善将经筋与经脉明确区别开来，确有"各有定位"之义。可见，在《黄帝内经》成书前后的一段时期内，古人将经筋体系与经脉体系并列对待，它们是组成经络系统的两个重要内容。

二、经筋理论的发展分期

(一)《黄帝内经》前期——经筋理论的萌芽时期

经筋理论是中医理论的一部分，是主要研究经筋的分布及经筋病的病因病机、诊断、治疗、预防和康复的理论，是中医学经络学说的重要组成部分。经筋损伤在人类生活、劳作过程中难以避免，防治经筋损伤也就成为先民们的自觉行为。我们的祖先在生活、劳作和与猛兽搏斗的过程中，发生筋肉损伤，出现病痛后进行本能地抚摸、按压以减轻痛苦，这是自发治疗活动的始动因素。在人类文字出现的早期，就已有关于经筋损伤的记载，在已出土的商代甲骨文卜辞中，有"疾手""疾肘""疾膑""疾止"等病名。这说明在数千年前，古医家对从手、肘、膝、趾，几乎遍及四肢关节的各种经筋疾病就已有所了解。约成书于春秋时期的《阴阳十一脉灸经》《足臂十一脉灸经》首次提出"筋"的概念。如"阳病折骨绝筋而无阴病，不死""臂泰（太）阴（脉），循筋上兼（廉）""臂少阴（脉），循筋下兼（廉）"。古代医疗条件落后，对于急性损伤，经过简单地处理和休养，依靠人体自愈能力，可以使部分较轻的损伤得以缓解。但是，绝大部分经筋类损伤，尤其是与生活起居、劳动作业相关的慢性劳损性经筋疾病，常不能完全恢复，并且多留有后遗症状。简单地以手按揉止痛已难以解决那些病位较深或已经形成顽固病灶的筋性疾病，于是古人在与疾病做斗争的过程中，逐渐找到了适合的医疗工具。

人类最早使用的工具是"砭石""骨针""竹针"等。《说文解字》曰："砭，以石刺病也。"即用石块磨制而成的、用来治病的石针称之为砭，砭石即是最初的针具。在新石器时代的遗址中，考古学家发现有许多形状各异的骨针，有的骨针一头尖，另一头有孔，这种针类似我们今天使用的缝衣针；有的一端无孔，或者两头都尖，有弯的、直的、粗的、细的，这样的骨针极有可能被用来作为医疗工具。古书中亦有关于"箴"的记载，从字形来看，"箴"字从"竹"旁，可推断古人曾用竹制作过针具。对于手指难以触及的肌肉筋骨深层及"骨解"（即关节周围）部位，尤其是在已形成结筋病灶的部位，可以通过尖锐的砭石、骨针等可以进行深入操作，以便更好地实施治疗。

(二)《黄帝内经》时期——经筋理论的形成时期

随着经筋理论的不断发展，医疗工具也逐步得到改进。在2000多年前的《黄帝内经》时代，医家们对筋性损伤已有较深刻的认识。《黄帝内经》作为中医学理论的渊源，以大量的篇幅总结了这方面的成就。《灵枢》专设"经筋"篇，详细描述了十二经筋的循行、病候及治疗方法。经筋与经脉的分布基本一致，但范围更加广泛，如足太阳膀胱经经筋还联系到舌、鼻、缺盆等部位；足阳明经经筋"属脊""聚于阴器"；手阳明经经筋"上头角""络头"；足太阴经经筋聚于阴器；手少阳经经筋"系舌本""上曲牙"等。在经筋走向方面，十二经筋均起于四肢末端，终止于头面或胸腹部，这与十二经脉手三阳从手走头，手三阴从胸走手，足三阳从头走足，足三阴从足走腹有很大区别。经筋还有以下特点：遇关节部位则结或聚于此；遇胸腹壁或进入胸腹腔的经筋成片散布于该部位；经筋没有络属脏腑。

关于经筋病候，《灵枢·经筋》中记载，大部分经筋病表现为所过之处疼痛、转筋，有寒热之分，可概括为"经筋之病，寒则反折筋急，热则筋弛纵不收，阴痿不用。阳急则反折，阴急则俯不伸"，总的治疗方法为"治在燔针劫刺，以知为数，以痛为输"。但亦有部分经筋有特殊病候及治法，且十二经筋因发病季节不同，而被命名以不同痹证。

（三）《黄帝内经》后期——经筋理论的完善时期

《黄帝内经》是我国医学宝库中现存成书最早的一部医学典籍，后世多有医家对其进行注释、发挥，经筋理论亦越来越完善。随着经筋理论的发展，中医骨伤科也更多地引用了经筋理论，并使其得到实际应用。经筋损伤作为骨伤科的伴随疾病，受到了重视和研究。

1. 隋代

隋代巢元方等所著《诸病源候论》内容丰富，包括内、外、妇、儿、五官、口齿、骨伤等多科病证，其中"金疮伤筋断骨候"介绍了筋伤所导致的肢体运动障碍性疾病，不仅描述了筋伤症状"夫金疮始伤之时，半伤其筋，荣卫不通，其疮虽愈合，后仍令痹不仁也"，更介绍了筋断的开放缝合方法"若被疮截断诸解、身躯、肘中，及腕、膝、髀若踝际，亦可连续，须急及热，其血气未寒，即去碎骨便更缝连"，并阐明了其预后"愈后直不屈伸。若碎骨不去，令人痛烦，脓血不绝。不绝者，不得安。诸中伤人神，十死一生"。

另"腰痛不得俯仰候"所叙述之疾病"肾主腰脚，而三阴三阳、十二经、八脉，有贯肾络于腰脊者。劳损于肾，动伤经络，又为风冷所侵，血气击搏，故腰痛也。阳病者，不能俯；阴病者，不能仰。阴阳俱受邪气者，故令腰痛而不能俯仰"，与《灵枢·经筋》所述足少阴之筋病如出一辙："其病足下转筋，即所过而结者皆痛及转筋……在外者不能俯，在内者不能仰，故阳病者腰反折不能俯，阴病者不能仰。"其中还包括导引方法，《养生方·导引法》云："伸两脚，两手指着足五指上。愈腰折不能低着，唾血、久疼愈。"又云："长伸两脚，以两手捉足五指七通。愈折腰不能低仰也。"隋代杨上善所著《黄帝内经太素》是《黄帝内经》早期传本之一，其对《黄帝内经》的内容进行分类编纂、研究和注解，提出"筋有大筋、小筋、膜筋，维筋、缓筋等皆是大筋之别也"，明确了经筋的分类。

2. 唐代

唐代孙思邈所著《备急千金要方》不仅记述了大量筋性头、颈、肩、背、腰、骶、四肢关节的疾病，而且特别强调了按摩疗法，用以舒展筋结、弹剥粘连。其归纳出擦、捻、抱、推、振、打、顿、捺等手法，在治骨的同时，对经筋损伤进行力所能及的治疗，并列举诸多治疗筋病之汤方，如八风散、金牙酒、鲁王酒、小岩蜜汤、白蔹散、目中生花方、身中直强方等。并且发展了《黄帝内经》中"以痛为输"的理论，首次提出阿是穴，云："故吴蜀多行灸法。有阿是之法，言人有病痛，即令捏其上，若里当其处，不问孔，即得便快成痛处，即云阿是。灸刺皆验，故曰阿是穴也。"

同时代的蔺道人所著《仙授理伤续断秘方》中，明确强调"筋骨并重"的治疗思想，并详细列举乳香散、黄药末、白药末、乌丸子等多种治疗跌打损伤筋骨并伤之汤方。

3. 宋金元时期

宋代李仲南著《永类铃方》、元代危亦林著《世医得效方》，进一步明确指出筋伤早期宜活血化瘀，中期应养血舒筋，后期当培元固肾，并配合辛香走窜、温经通络、活血止痛的洗药、熨药、外敷药等，确立了筋性损伤的内服与外敷相互配合的药治原则。

4. 明代

明代薛己在《正体类要》中提出："肢体损于外，则气血伤于内，营卫有所不贯，脏腑由之不和。"身体外部受损，从而导致内部气血不和、营卫不贯，间接引起脏腑功能的失调。这不仅突出了中医辨证的整体观念，强调了人体局部损伤对人体整体的影响，在更深层意义上，指出了经筋损伤会导致藏于其中的经脉阻滞，经脉的主要作用是运行气血、濡养内脏，若经脉不畅，必然会引起相应的内脏疾病，这便是"筋性内脏病"的发病机制。

李时珍著《本草纲目》、明初官方编修《普济方》、异远真人著《跌损妙方》、王肯堂著《证治准绳》等，以上诸多医著均载录了大量经筋损伤的治疗方药，对经筋痹痛的内治法、外治法进行了整理和发挥。

5.清代

清代吴谦所著《医宗金鉴》中，不仅详尽注释了经筋的起、止、结、聚，而且系统总结了前人诊断和治疗经筋疾病的经验。其中，在"正骨心法要旨"一节中提出："盖一身之骨体既非一致，而十二经筋之罗列序属又各不同。故必素知体相，识其部位。一旦临证，机触于外，巧生于内，手随心转，法从手出……筋之弛、纵、卷、挛、翻、转、离、合，虽在肉里，以手扪之，自悉其情。"并强调手法的重要性，用"摸"法对经筋痹痛进行诊断，用推拿等手法治疗各种筋性疾病，并列举多种工具、药方以辅助治疗。尤其应特别提出的是，本书提出必须"素知体相"的基本要求，可见清代医家在总结前人的医疗经验和教训中，已经认识到要从解剖学的角度去了解经筋的分布并指导经筋痹痛的治疗。

综上所述，经筋理论和经筋疗法源于上古，形成于汉代，历经千百年来各时代医家的不断实践，继承总结，发展完善，流传沿袭并应用至今，表明了经筋理论和经筋疗法是古代中国人民勤劳智慧的结晶，是传统中医药和针灸的精粹。

第二节　经筋理论的体系

一、经筋的命名

经筋，是循行于体表的系统，是经络在体表的重要组成部分。《说文解字》中，对于经和筋的解释有："经者，织也。""筋者，肉之力也。"经筋的命名，体现了其解剖意义、生理功能和病理机制。

"经"字，是古人通过大量观察，总结经验，设法解释人体先后出现的关联性痹痛原因，而建立起的对人体体表结构的认识。一处疼痛，迁延引发一处或多处先后出现疼痛，且常具规律性，出现两点或多点相关，甚至呈现向心性长短不一的线性发展；古代医家为了表达人体结构中此类由点到线的发展分布现象，借用"经"字进行概括。

"筋"字，从竹、从肉、从力，分别体现了筋可有类似竹节的外形变化，有产生力量的功能以及作为肉性组织的特性。在人体，可以随人的意志伸缩变形，产生力量，牵引肢体活动的组织，便是骨骼肌；当骨骼肌运动时，产生收缩和牵张的应力点通常在肌肉的起止点，也常是易于劳损、产生关节痹痛的反应点。

"经筋"一词，是对于反复出现的常见劳损痛点及其扩延现象的总结和概括，并逐渐形成十二经筋的概念。结合对《黄帝内经》等古籍的现代研究，后世将经筋分别从广义和狭义角度进行解读，狭义的经筋是指肌腱、韧带和筋膜，广义的经筋则包括了肌肉及部分神经在内的系统。

人体十二经筋大致按十二经脉的循行分布，但循行方向不同于十二经脉的循行次序，各经筋是起于四肢末端的指甲之间，联结于关节之处，最后止于头项部，且不入脏腑。根据《黄帝内经》记载，可总结出十二经筋是按照手三阴、足三阴、手三阳、足三阳的次序分组排列的。其命名分别为：手太阴经筋、手厥阴经筋、手少阴经筋，足太阴经筋、足厥阴经筋、足少阴经筋，手阳明经筋、手少阳经筋、手太阳经筋，足阳明经筋、足少阳经筋和足太阳经筋。

二、经筋系统的内容

（一）经筋系统的组成与分布

经筋系统由手足三阴、三阳经的经筋组成，共计十二经筋。十二经筋与十二经脉一样，在机体的分布呈现阴阳形式，阴经分布于机体的阴面，阳经分布于机体的阳面；手足内侧面为手足三阴经的经筋分布处，手足外侧面为手足三阳经的经筋分布处。

经筋系统的分布呈现以下特点：①起始于四肢末端，呈向心性分布：十二经筋皆起于四末，大体伴相应经脉呈向心性单向分布，不同于经脉的如环无端的流注循行特点，经筋强调具体分布而不是循行。②分支于头面躯干，强化九窍与体腔联系：十二经筋的向心性分布，加强了头面、躯干部的联系，为五官九窍生理功能的实现和体腔脏腑的稳定提供基础。其中，足三阳经筋起于足趾，沿大腿外侧上行结于面部；足三阴经筋起于足趾，循大腿内侧上行结于腹部；手三阳经筋起于手指，循上臂外侧上行结于头部；手三阴经筋起于手指，沿上臂内侧上行结于胸部。③经筋间无表里关系，以"结""合"相连：十二经筋并不像十二经脉那样存在阴阳经的表里关系，经筋之间通过循行分布途中的"结""合"产生相互联系。例如，足少阴经筋结于枕骨，与足太阳经筋合；手少阳经筋合手太阳经筋，结于角；足阳明经筋结于外辅骨，合足少阳经筋，结于鼻，上合于足太阳经筋；足厥阴经筋结于前阴，联络诸筋，且足三阴经筋与足阳明经筋都结聚于前阴。④经筋并无脏腑属络，分布于体表，入体腔：经筋主要分布于体表，联络筋肉关节，只有部分深入体腔，分布于胸腹部、附着于脊柱骨，但是根据《灵枢·经筋》中对于经筋的记载，并未提及脏腑名称，结合后世对经筋生理、病理的描述，表明经筋并无脏腑属络。⑤经筋循脊柱，与体腔脑窍相关：人体的正常活动除了依赖四肢及各关节的功能，还需要脊柱维持站立、俯仰和转侧等姿势。足太阳经筋"挟脊上项"，足少阴经筋"循脊内挟膂"，足阳明经筋"循胁，属脊"，手阳明经筋"绕肩胛，挟脊"，足太阴经筋"其内者，着于脊"。由此观之，各经筋内外协调，分布于脊柱前后左右，协同联动，共同维持脊柱的生理功能，并保持内脏的相对稳定，脊柱内含脊髓，上充脑髓，故经筋从整体上与脊柱、脑窍密切相关。

（二）经筋系统的临床证候

当经筋系统因感受外邪、机体自身因素等产生相应的病理改变而产生临床症状，即为经筋系统的临床证候，主要表现为十二经筋病证，《灵枢·经筋》对此的记载主要包括寒、热两大类，与经筋循行部位所发生的掣引、痹痛、转筋等病候，共同构成了经筋系统的临床基础。

手太阴经筋，其病当所过者支转筋痛，甚成息贲，胁急吐血。手厥阴经筋，其病当所过者支转筋，前及胸痛、息贲。手少阴经筋，其病内急，心承伏梁，下为肘网；其病当所过者支转筋，筋痛。手阳明经筋，其病当所过者支痛及转筋，肩不举，颈不可左右视。手少阳经筋，其病当所过者即支转筋，舌卷。手太阳经筋，其病小指支肘内锐骨后廉痛，循臂阴入腋下，腋下痛，腋后廉痛，绕肩胛引颈而痛，应耳中鸣，痛，引颔，目瞑，良久乃得视，颈筋急，则为筋瘘颈肿。

足太阴经筋，其病足大指（趾）支内踝痛，转筋痛，膝内辅骨痛，阴股引髀而痛，阴器纽痛上引脐，两胁痛引膺中，脊内痛。足厥阴经筋，其病足大指（趾）支内踝之前痛，内辅痛，阴股痛转筋，阴器不用，伤于内则不起，伤于寒则阴缩入，伤于热则纵挺不收。足少阴经筋，其病足下转筋，及所过而结者皆痛及转筋；病在此者，主痫瘛及痉，在外者不能俯，在内者不能仰；故阳病者腰反折不能俯，阴病者不能仰。足阳明经筋，其病足中指支胫转筋，脚跳坚、伏兔转筋，髀前肿，㿉疝，腹筋急，引缺盆及颊，卒口僻，急者目不合，热则筋纵，目不开；颊筋有寒则急引颊移口，有热则筋弛纵缓不胜收，故僻。足少阳经筋，其病小指次指支转筋，引膝外转筋，膝不可屈伸，腘筋急，前引髀，后引尻，即上乘䏚季胁痛，上引缺盆膺乳，颈维筋急，从左之右，右目不开，上过右角，并跷脉而行，左络于右，故伤左角，右足不用，命曰维筋相交。足太阳经筋，其病小趾支跟肿痛，腘挛，脊反折，项筋急，肩不举，腋支缺盆中纽痛，不可左右摇。

当十二经筋产生病理变化，将出现上述临床证候，而《灵枢·经筋》对于十二经筋的临床证候各有命名：手太阴经筋病为仲冬痹，手厥阴经筋病为孟冬痹，手少阴经筋病为季冬痹，手阳明经筋病为孟夏痹，手少阳经筋病为季夏痹，手太阳经筋病为仲夏痹；足太阴经筋病为孟秋痹，足厥阴经筋病为季秋痹，足少阴经筋病为仲秋痹，足阳明经筋病为季春痹，足少阳经筋病为孟春痹，足太阳经筋病为仲春痹。

（三）经筋系统的病证治疗

经筋在临床上产生的疾病以痹证为主，受寒时为筋脉拘急，受热时为筋脉弛纵，相应的治疗方法通常采用"以痛为输"的天应穴、阿是穴的取穴法，施行"以知为数"的行针手法，且温散寒邪时通常采用燔针劫刺法。

经筋病证的早期，病情轻、病程短，在相关筋结处可有压痛，但不可触及明显的痛性条索或结块，此期的经筋病证可采用毫针刺法、火针、灸法、推拿理筋、水针疗法等。经筋病证的后期，病程长，易于反复发作，在筋结处出现了因长期反复损伤而出现的条索状或硬结的痛点，此期若使用轻症时相应的疗法无法取得较好疗效，可考虑使用长圆针进行治疗。首先按压检查筋结点，找出相应的病灶，触摸感知病灶深浅，做好标记后，在病灶点注射相应剂量（一般为0.5ml）的局麻药物；再用斜头长圆针沿局麻针孔方向，缓慢刺入，先在浅层行关刺法，然后进入深层行恢刺法，使筋结松解，出针后压迫针孔止血。

经筋系统病证的治疗应注意：①除由经筋损伤所致的痹证，脏腑病变也可引发痹痛，应辨明病因病机，若无筋结处明显的阳性体征，应考虑其他病证，不可见痹证便治疗经筋。②采用火针、水针、长圆针等有创性的治疗方法，应该严格消毒器具、施术筋结处，避免医源性交叉感染，有毛发覆盖的筋结点务必剔除毛发后消毒再治疗。③兼有经络、脏腑病证者，应该结合经络辨证、脏腑辨证，选取相应腧穴行针灸等治疗。④根据施术部位的差异应该选取适宜的疗法，例如，面部皮肤薄嫩，血管、神经丰富，应在施针后止血，避免瘀青、留瘢，尽量避免使用火针、长圆针等疗法，若行艾灸，谨防烫伤。⑤施术处有皮肤破损、疱疹者，不可过度刺激，或应避免触碰，换相近的其他筋结点治疗，防止感染、留瘢。⑥治疗后应注意避风寒、风热等外邪侵袭，避免过度劳累，消除复发因素。

三、经筋系统的功能

经筋是脏腑与四肢经络连接的重要枢纽，可连接各经络、脏腑。沿着经筋循行方向推拿，可疏通局部瘀阻，解除束缚的经脉，促进气血在经脉中运行通畅和肝肾功能的恢复，针刺气血瘀滞的节点经筋，更容易疏通经筋，促进气血流通，得气后还可以联系脏腑，促进脏腑功能的恢复。

（一）主束骨

束，约束也。骨与骨的连接就是关节。关节的形成依赖于韧带组织的连接，它们在经脉及其运行的血气营养调节下，完成骨与骨的连接功能，故《素问·痿论篇》称："宗筋主束骨而利机关。"经筋强盛，则关节运动灵活而富弹性；反之，经筋失养，关节周围经筋松弛，则出现关节异常活动，导致关节的进一步劳损，最终引起关节痹痛。

（二）利机关

机关，即关节。关节是人肢体屈伸旋转之处，肌肉的收缩是关节活动的动力。经筋调柔，舒缩自如，则关节活动有序而流利，故称为"利机关"。反之，经筋之肌肉失养，则肌肉痿软、关节活动无力不能自主，最终表现为肢体运动失灵、功能丧失。

（三）为刚为墙

经筋纵行肢体前、后、左、右，纵横交织形成人体肢节身形，成为脏腑的外卫，故云"支（肢）节身形者，脏腑之盖也"。经筋强健者，肢节灵活，当外力侵袭时，可减弱受伤的程度。反之，经筋不利，肢体动作迟钝，则容易受到外伤，甚至危及内脏，故《灵枢·经脉》指出"筋为刚，肉为墙"，表明了筋肉对人体有保护作用。

（四）反映病候

经筋系统是对全身肌肉与韧带内容的概括，经筋功能的强弱、经筋部位的病损、经筋肌腹的保护性痉挛所引起的病痛，常常反映了局部的损害，也反映了内脏的病损。

内脏疾病，邪气留而不去，可致经脉气血逆乱，经脉均在四肢关节处屈折浮行，故在关节处更容易表达出来。《灵枢·邪客》指出："肺心有邪，其气留于两肘；肝有邪，其气留于两腋；肾有邪，其气留于两腘。凡此虚者，皆机关之不得屈伸，故拘挛也。"

劳作时，四肢、躯干经常运动，劳损性活动造成关节损伤是不可避免的。在脏腑功能健全的情况下，气血即可趋向病区，清除瘀血，修复损伤，这是新陈代谢的正常功能。但人衰老或体质下降时，这种功能会大大减退，关节周围本来可以修复的劳损，现在则难于清除。这种残留的经筋损伤，由小到大，由轻到重，最终以关节病痛的形式表现出来。关节痛不仅是关节本身的局部损伤，而且也可以反映内脏功能的强弱。脏腑功能的衰弱，反映在经筋损伤后修复功能的减弱。同样的症状在年轻时不会引起严重后果或能迅速恢复，在年事已高的人身上则表现出严重的症状和持久的病痛。某些老年人，会在人体活动功能最关键的部位，如腰部、膝部等处出现软弱无力、酸楚疼痛、板直僵硬等症状；许多人颈、腰、膝、跟等负重关节都有"骨刺"出现。究其原因，多是经筋反复损伤、修复和钙化而形成的，是经筋修复功能减退而残留下的损伤痕迹。

（五）调经脉

经脉体系包括十二经脉、经别、十五大络、奇经八脉等，其核心是十二经脉。十二经脉作为经脉的总纲直接影响着经脉系统各部的生理与病理。十二经脉在循行分布方面均经过相应的关节，而所有的关节又是经筋结聚之处，所谓"诸筋者，皆会于节"。在关节处，经脉与经筋相互交会，相互影响。《素问·调经论篇》指出："夫十二经脉者，皆络三百六十五节，节有病，必被经脉。"

经脉行于躯体组织中，躯体四肢中占最大容积的就是肌肉与韧带，即经筋。经筋在人的生理活动中，是最有表现活力的，能改变人体姿态、产生运动，是适应环境、改造环境的动力部分。经筋的"主束骨而利机关"功能，必然影响躯体四肢之中藏于经筋中的经脉。

经筋在关节处的疾病常常会影响循行其间的经脉功能，引发相应经脉甚至相关内脏发生疾病。如足少阴经筋在阴部结聚点的病理性损伤，常可引起足少阴肾经功能的失调，出现少腹疼痛和性功能障碍、妇女月经失调等。同样，胸背部的结筋病灶可影响心肺功能，出现胸闷、气短与胸痛等，故《灵枢·邪客》指出："肺心有邪，其气留于两肘；肝有邪，其气留于两腋；脾有邪，其气留于两髀；肾有邪，其气留于两腘。"

经筋"中无有孔"，不能运行气血，但是由于附着于关节周围的经筋损伤，影响了其周围经脉的正常运行，也就必然会出现经脉的阻滞。针刺这些经筋的结筋病灶点时，一般都会出现"酸、麻、重、胀"的得气感，许多得气感会向远端传导，甚至直达胸腹，进入内脏。针刺结筋病灶点而出现经脉的感传现象，正是经筋影响经脉的表现。

1. 调节十二经脉

十二经脉分布于全身，阴经经脉各联属于五脏中之一脏，发挥着调整五脏功能的作用。阳经经脉各连接于六腑中的一腑，起着调节六腑的作用。在上肢，手三阴三阳经脉经过指、腕、肘、肩、颈等关节，穿行于指掌、前臂、上臂、肩周、颈项诸肌之中，受相应手足三阴三阳经筋的影响。在躯干部分，阳明、太阴行于身前；少阳、厥阴行于身侧；太阳行身后，少阴行身前，经过髋骨、脊柱、颈、肩诸关节，向前穿行于胸腹诸肌，受相应手足经筋的调节。在下肢，足三阴、足三阳经经过耻骨、踝、小腿、膝等关节，同样足三阴、足三阳经筋也要穿行于之中。

2. 调节十二经别

十二经脉各有别出之经，称之经别。经别从同名经脉四肢的肘、膝以上部位分出，后散布进入体腔内部，联系于各经属络的脏腑，再浅出体表。其循行特点均由浅入深，再由深出浅。先起于四肢，再进入胸腹内部，以后再浅出体表到头项等部位。其中阴经经别在浅出体表、头项时，与其相表里的阳经经脉汇合。阳经经别仍旧并归入本经经脉，各经别分别在四肢、躯干、颈项受相应经筋的调节。

3. 调节十五大络

十五大络是十二正经支别的干线，它们同正经一样也要通过关节，向心而行并且有特殊的循行路线。《灵枢·经脉》指出："诸络脉皆不能经大节之间，必行绝道而出，入复合于皮中，其会皆见于外，故刺诸络者，必刺其结上，甚血者虽无结，急取之，以泻其邪而出其血，留之发为痹也。"说明络脉（其实也包括经脉、根结、标本、气街、奇经八脉）都在关节部位屈折穿行，其在关节周围被阻，因而转折且浮出皮肤，在皮部穿行，通过关节后，再复入皮下，潜行分肉经筋之中。经络因其在关节处浅行，又受关节周围附着的经筋约束，就容易出现瘀结之证。

四、经筋系统与脏腑学说

经筋入体腔虽没有属络脏腑，但脏腑化生的气血津液会濡养经筋，从而使经筋发挥"主束骨而利机关"的作用。同时经筋深入体腔，对内脏器官的稳定、气机顺畅起调控作用。经筋与五脏六腑关系密切，在相互依存之中为维护机体的正常生理功能活动发挥作用。经筋与脏腑关系统一，是构成全身整体功能平衡的重要环节。

经筋，联系百骸肢节，使骨骸形成支架，定体形，安脏腑。脏腑居安，所以载精神、血气、魂魄，化水谷而行津液，气血皆从，内外和调。《灵枢·本脏》云："人之血气精神者，所以奉生而周于性命者也。"说明血气精神，对性命具有决定性作用；而血气精神，有赖于脏腑功能正常发挥，脏腑功能正常与否，依赖于筋肉系统对脏腑的庞大支撑。

脏腑作为机体"藏精化物"之源，其在奉养性命始终的过程，对筋肉负有"主与应"的职能和关系。例如，心主血脉，行血气、营阴阳、濡筋骨、利关节；肺主气，合皮毛，以其所主之卫气，温分肉、充皮肤、肥腠理并司开阖；肝主筋，筋得肝血所养则肢节滑利，筋失所养则筋挛致痛或弛纵痿软；脾主肉，脾气运化，则肉柱丰盛，脾气失运，则肌瘦肉削或水湿浸淫肌肤。又有《灵枢·五变》云："人之有常病也，亦因其骨节、皮肤、腠理之不坚者，邪之所舍也，故常为病也。"由此可知，脏腑之功能状况，同筋肉有直接密切的联系。

（一）经筋与肝的关系

1.肝主筋

《素问·宣明五气篇》曰"肝主筋"，是指筋受肝血所养而用。《素问·五脏生成篇》谓"肝者……其充在筋"，《素问·六节藏象论》谓"食气入胃，散精于肝，淫气于筋"，《素问·经脉别论篇》谓"藏真散于肝，肝藏筋膜之气也"。若肝血不足，必影响经筋而生筋病。

2.肝藏血

肝藏血是指肝具有贮藏血液、调节血量的功能。肝将脾胃化生之血贮藏于内；同时，肝在机体需要之时，调节分配血量，以供机体不同的功能需求。当人体处于稳定、安静状态时，机体血量需求不多而归藏于肝，故《素问·五脏生成篇》曰"人卧则血归于肝"；但当机体活动，尤其是剧烈运动或激动时，肝及时将血输送到外周，以提供机体需要的血量，故"足受血而能步，掌受血而能握，指受血而能摄"。机体运动、静动处变等均为经筋所司，全赖肝藏血的功能。如肝血不足，筋失所养，而见经筋痿弱、行动迟缓、外邪易侵等。

3.肝主疏泄

肝主疏泄是指肝有疏泄气机，从而保持机体气机通畅的功能，使脏腑气机升降有度，气血津液运行输布协调。如肝失疏泄，就经筋而言，在内影响脏腑气机升降而出现"腹筋急,引缺盆""阴器纽痛,下引脐两胁痛,引膺中"等症;在外影响气津输布则出现"其病当所过者,支转筋痛"等症。

(二)经筋与脾胃的关系

1. 脾胃为后天之本,运化水谷津液

脾可将胃腐熟的水谷,进一步消化、吸收,上输于肺,肺气宣降而输布全身,正如《素问·经脉别论篇》曰:"饮入于胃,游溢精气,上输于脾,脾气散精,上归于肺。"经筋分布周身体表,有赖气血的濡养温煦而发挥阳刚之性。

2. 脾主四肢,转输精微于四肢筋肉

即《素问·厥论篇》曰:"脾主为胃行其津液者也。"如脾气健运,精气输布,筋肉充养,则活动轻劲有力;若脾失健运,气津不布,则气滞津聚,筋结而痛,筋弱不用。《素问·太阴阳明论篇》曰:"四肢皆禀气于胃,而不得至经,必因于脾乃得禀也。今脾病不能为胃行其津液,四支(肢)不得禀水谷气,气日以衰,脉道不利,筋骨肌肉皆无气以生,故不用焉。"可见四肢经筋的强健与脾气散精有关。

(三)经筋与肺的关系

肺主气,司呼吸,指通过肺吸入自然之清气,与脾胃化生的精气,汇聚于肺形成人气之本——宗气。《素问·六节藏象论篇》曰"肺者,气之本"。肺通过肃降输布全身之气,即布于经络、经筋的经气,输于脏腑之脏气,行于脉中的营气,散于脉外的卫气。肺宣散卫气,输津于表,调节腠理,开阖汗孔。经筋位于腠理,禀受卫气温煦,津液濡养,而卫气、津液均依赖于肺,肺健则气津输布而筋柔,刚柔相济;肺弱则气津不布,邪结腠理而筋强,筋强则僵硬挛急,表现为"阳急则反折,阴急则俯不伸"等。

(四)经筋与肾的关系

肾藏精,精是人体生命活动的最基本物质,来源于先天,充养于后天水谷精气,主宰人体的生长、发育、生殖。经筋属机体一部分,司肢体运动,如肾精不足,同样会影响筋的生长、发育。正如《素问·上古天真论篇》曰:"女子……四七,筋骨坚"。"丈夫……三八,肾气平均,筋骨劲强……四八,筋骨隆盛,肌肉满壮……七八,肝气衰,筋不能动"。所以老年人退行性关节病变,多与精亏筋弱有关。

（五）经筋与心的关系

心主血脉，与经脉关系密切。心气足则脉道通畅，营血盛于脉中，卫津充于脉外。如心病则血脉不畅，影响营卫之气运行，营阻则脉病，卫滞则筋病。故中风后遗症患者常见肢体拘挛之症，在调畅经脉的同时，也要配合舒筋缓急，方能达到效果。

五、经筋系统与经络学说

（一）"筋系"与"脉系"

经筋与经脉的关系，实际是"筋与脉"之关系，古人把纵行于躯体的"筋与脉"之干线，命之为"经"，故经筋、经脉，乃经络系统中之"筋系"与"脉系"，是一源二歧的同胞兄弟。一源即是对疼痛的研讨和追究；二歧是研究疼痛规律而形成的两套规律。经筋规律可从《足臂十一脉灸经》《阴阳十一脉灸经》中看到早期原型，至《灵枢·经筋》完全成熟起来，并成为经筋理论的经典。同样，从《足臂十一脉灸经》《阴阳十一脉灸经》看到早期经脉的原型，至《灵枢·经脉》也成熟起来并成为主流，而后世仅关注经脉体系并称其为经络学说，是较为狭义的"经络学说"。

（二）经筋与经脉的理论联系

经络学说是古人通过长期的医疗实践，不断观察总结而逐步形成的，是阐述人体经络系统的循行分布、生理功能、病理变化及其与脏腑间相互关系的系统理论。经络系统由经脉与络脉组成，其中经脉包括十二经脉、奇经八脉，以及附属于十二经脉的十二经别、十二经筋、十二皮部；络脉包括十五络脉和无数的浮络、孙络等。它们在生理上网络全身、沟通内外，将人体各个脏腑组织器官组成一个有机的整体，凭此通道输送气血、营养全身、传递信息、协调阴阳，使各脏腑组织器官发挥正常的生理功能。在病理情况下，传注病邪、反映病候，从而指导临床辨证归经，协助诊断，进而传递感应，防治疾病。而此处经脉的作用主要指的是十二经脉、奇经八脉、络脉的作用，经筋与皮部、经别实则均不具备输送气血、传注病邪的特性。故《针灸学》中"十二经筋是十二经脉之气积聚于筋肉关节的体系，是十二经脉的外周连属部分"的定义是不够完整与全面的。

《黄帝内经》之《灵枢》分立《经筋》《经脉》两篇，均以循行、主病、治则等方面的写作格式描述，体现了"经筋""经脉"的独立学术地位，后世医家对此进行了较为详细的注释和发挥。明代张介宾曰："十二经脉之外，而复有所谓经筋者何也？盖经脉营行表里，故出入脏腑，以次相传；经筋联缀百骸，故维络周身，各有定位。"明确提出了经筋与经脉的不同。为此，其理论内容应分为两部分，即具备输送气血、传注病邪的十二经脉、络脉、奇经八脉等脉道系统与不具备输送气血、传注病邪的经筋、皮部、经别系统。中国中医科学院的赵京生指出："经筋与经脉之间存在着明显的差异，经筋是对筋的认识，而非对脉的认识，形成二者概念的基础不同，因而在功能上与经脉也几乎完全不同。《灵枢·经脉》说'脉为营，筋为刚'道出了二者的根本区别，作为一种医学理论，经脉理论主要体现为行血气的功能意义，经筋理论则主要说明机体的部分组织构成。可以说，经筋是在经脉形式的启发下，对机体组织构成中的部分结构的一种认识与表达方式。"正如《类经·经络类》曰："十二经脉之外，而复有所谓经筋者何也？盖经脉营行表里，故出入脏腑，以次相传；经筋联缀百骸，故维络周身，各有定位。虽经筋所行之部，多与经脉相同；然其所结所盛之处，则唯四肢溪谷之间为最，以筋会于节也。筋属木，其华在爪，故十二经筋皆起于四肢爪甲之间，而后盛于辅骨，结于肘腕，系于膝关，联于肌肉，上于颈项，终于头面，此人身经筋之大略也。筋有刚柔，刚者所以束骨，柔者所以相维，亦犹经之有络，纲之有纪，故手足项背直行附骨之筋皆坚大，而胸腹头面支别横络之筋皆柔细也。但手足十二之筋又各有不同者，如手足三阳行于外，其筋多刚，手足三阴行于内，其筋多柔；而足三阴、阳明之筋皆聚于阴器，故曰前阴者，宗筋之所聚，此又筋之大会也。然一身之筋，又皆肝之所生，故唯足厥阴之筋络诸筋，而肝曰罢极之本，此经脉经筋之所以异也。"

（三）经筋与经脉的临床比较

经筋与经脉是两类既有联系，更有区别的网络系统，表现在生理、病理、诊断、针灸治疗等各方面，在此从生理及病理两方面加以阐述。

1. 生理方面

经筋起于四末，盛于溪谷，结聚于关节，上至躯干头面，大筋附于骨属，维筋维系诸筋，经筋协调舒缩，主司人体的运动功能。《素问·五脏生成篇》说："诸筋者，皆属于节。"《灵枢·经脉》指出："筋为刚。"概括出经筋在人体的分布特点和主要功能。《杂病源流犀烛·筋骨皮肉毛发病源流》说得更详细，云："筋也者，所以束节络骨，绊肉绷皮，为一身之关纽，利全体之运动者也……按人身之筋，到处皆有，纵横无算。"根据筋肉的形态和运动功能不同，又有大小粗细之别，故张介宾在《类经·经筋》中指出："筋有刚柔，刚者所以束骨，柔者所以相维，亦犹经之有络，纲之有纪，故手足项背直行附骨之筋皆坚大，而胸腹头面支别横络之筋皆柔细也。"可见，经筋是中医学对西医学"肌学"和"韧带学"部分内容的阐释。

经络是经脉与络脉的总称，经是织物的纵线，是主干，是纵行而长者。就经络的功能而言，也可以说同"径"，有路径之义，是指经脉贯通上下、沟通内外的主要通道。络则是织物的横线，横行而短，有网络之义，是经脉别出的分支，交错布于全身。故《灵枢·脉度》说："经脉为里，支而横者为络，络之别者为孙。"寓意经络无处不至的含义。虽然经络遍布全身，但其主干，尤其是在四肢、躯干部，经脉与络脉必须穿行于筋肉，即"经筋"之中。《灵枢·经脉》说："经脉十二者，伏行分肉之间，深而不见。其常见者，足太阴过于内踝之上，无所隐故也。诸脉之浮而常见者，皆络脉……诸络脉皆不能经大节之间，必行绝道而出，入复合于皮中，其会皆见于外。"可见，经脉是"着藏"在"经筋"之中的。

正因为经筋与经脉有这种依存关系。经脉中支而横出的络脉有泌其津液气血，以濡养经筋及其相连的筋肉机关的作用，而经筋有着藏护卫经脉，促进调节经脉中气血正常运行的作用。或者说，经筋的舒缩有调节经脉气血流量、流速的作用。

2. 病理方面

经络主运行气血，经络的病理主要表现在气血运行和盛衰的异常。《灵枢·百病始生》云："虚邪之中人……在输之时，六经不通，四肢则肢节痛，腰脊乃强。"指出了经络中气血因邪气阻滞而不流畅的病理与表现。《素问·调经论篇》则指出："夫十二经脉者，皆络三百六十五节，节有病必被经脉，经脉之病皆有虚实。"从经脉的虚实角度，又进一步阐明了其病理。如上所述，虚邪中人，入于经脉，则表现为实证。若气血本虚，无力运行，则无邪而自病，这就是虚证。故《素问·痿论篇》指出："《本病》曰：大经空虚，发为脉痹，传为脉痿。"《素问·逆调论篇》也指出："荣气虚则不仁，卫气虚则不用，荣卫俱虚，则不仁且不用，肉如故也。"随着经脉气血阻滞和虚衰程度的发展，又有经气厥逆和经络气绝诸变，那就到了更严重的程度。

经筋主束骨而利机关，虽中无有孔，不运行气血，但是经筋之中却着藏有经脉，尤其在机关关节部位，经脉与络脉皆要行绝道而浅行皮下，绕过关节，再复入经筋之中。故《灵枢·经脉》指出："诸络脉皆不能经大节之间，必行绝道而出，入复合于皮中，其会皆见于外。"所以，经筋痹痛损伤必然影响经脉与络脉。尤其是关节部位，经筋皆属于节，是经筋附着之地，更是筋肉活动中的应力损伤点，而经脉与络脉又都在关节处浅行穿出，再复入潜行于经筋，故经筋与络脉在病理上是相互影响的，在关节周围尤其如此，且经筋对络脉的影响更为明显。故《素问·调经论篇》指出："夫十二经脉者，皆络三百六十五节，节有病必被经脉……病在肉，调之分肉；病在筋，调之筋；病在骨，调之骨。燔针劫刺其下及与急者……必谨察其九候，针道备矣。"可见，古代医家对关节、关节周围附着的经筋、潜行于经筋中的经脉的生理病理的互相影响是非常关注的，而且对经筋的治疗也是极重视的。从病理角度分析，经筋痹痛会卡压经脉，造成经脉不畅，气血失调，就会出现虚实交错的病证。故《灵枢·刺节真邪》提出："一经上实下虚而不通者，此必有横络盛加于大经之上，令之不通。"此"横络"即经筋反复劳损，反复结筋而形成的粘连条索。其如横行之丝络，紧紧地卡压在与其交错的经脉之上，使之不能正常地运行气血，造成上（来者）郁积而下（往者）空虚的病理与证候。在病因方面，两者相同，外感诸邪，如风、寒、湿等邪气，也是引起经筋异常的原因之一。

外伤、虫咬更是经筋首先受病的原因，甚至七情六欲不调，也是造成经筋功能失调和易受损伤的内在基础，如《素问·血气形志篇》所云"形乐志乐，病生于肉……形苦志乐，病生于筋"，《灵枢·百病始生》亦云"外中于寒，若内伤于忧怒，则气上逆，气上逆则六输不通，温气不行，凝血蕴里而不散，津液涩渗，着而不去"，也会发为筋痹。《素问·经脉别论篇》指出："生病起于过用，此为常也。"故《素问·宣明五气篇》《灵枢·九针论》再三强调，并总结出："久视伤血，久卧伤气，久坐伤肉，久立伤骨，久行伤筋，是谓五劳所伤。""久视伤血，久卧伤气，久坐伤肉，久立伤骨，久行伤筋，此五久劳所病也。"五劳即经筋活动过度，经筋过劳则使受力点，即肌腱附着于骨端的应力点因牵拉受伤。这种痹痛多表现为筋腱附着的高突骨面上，出现疼痛和不适，故古人常以"高骨溃坏"来概括。其实，这恰恰是经筋损伤的好发部位的误称。如《素问·生气通天论篇》所云："因而强力，肾气乃伤，高骨乃坏。"高骨即骨突，骨突均为肌腱附着牵拉的部位，故容易受损，因此骨突处的病痛，实际反映的是经筋疾病。当然，经筋对骨面、骨膜长期的、强力的牵拉也会损及骨膜，使骨膜剥离，骨膜下出血、渗出，这也是强力伤骨的表现。从脏腑角度分析，肾主骨是对骨骼整体代谢的影响。当肾虚而伤及骨骼时，不会仅限于"高骨"部位。在上段引文中，强调"高骨乃坏"，实际上是强调此处附着的"经筋"的损伤。《灵枢·百病始生》指出："起居不节，用力过度，则络脉伤。阳络伤则血外溢，血外溢则衄血；阴络伤则血内溢，血内溢则后血。"同样，劳伤导致经筋附着于骨突处络脉损伤时，也同样会出现局部出血和渗出。

正如中国中医科学院的薛立功所言："尽管经筋与经脉在生理、病理、功能、分布等方面有着有机的联系，但二者有着本质的区别，也就是说各有独自的物质基础和生理、病理规律，将两者混为一谈是不利于经筋和经脉理论的研究和应用的。"在厘清二者联系和区别后，更深层次地探究经筋的特性及用途，才是更好发挥经络作用、完善经络学说的正确之策。

六、经筋系统与皮部学说

（一）皮有分部，筋有结络

皮部是经脉功能活动反映于体表的部位，也是络脉气血散布所在处。人身之体，内而五脏六腑，外而皮肤毫毛，其内外相通，五脏六腑精华之气血，外散达于皮毛，十二皮部位于人体最外层，是机体的卫外屏障，为机体正气所居之处，起着保卫机体、防御外邪的作用。

《素问·皮部论篇》中，黄帝问曰："皮有分部，脉有经纪，筋有结络，骨有度量，其所生病各异。"岐伯对曰："欲知皮部以经脉为纪者，诸经皆然……少阳之阳，名曰枢持。上下同法，视其部中有浮络者，皆少阳之络也。络盛则入客于经，故在阳者主内，在阴者主出，以渗于内，诸经皆然……凡十二经络脉者，皮之部也。"清晰地表明人体之外藩是皮部，因此，外邪侵袭时，最先受扰的也是皮部，通过观察皮部的变化可以很好地探知疾病的发展。

十二皮部源于十二经脉，根据十二经脉划分为十二皮部，又别于十二经脉，在诊治疾病时手足同名皮部"上下同法，脉气相通"，同时，再将督脉皮部合于太阳皮部，任脉皮部合于少阴中，上下相合而为六经皮部。腕踝针据此六经皮部，将人身上下以横膈为界，而分上下两段，以前后正中线为界，而分左右纵行六区，据此将人身上下、表里内外皆归属于相应的皮部之中，相应的皮部导引经气滋养本区域的脏器，内而五脏六腑，外而皮肤毫毛皆有所主。

（二）经筋和皮部的联系

1. 生理方面

经筋是庞大的软组织结构平衡体，皮部作为全身的皮肤按经脉循行划分的为十二个部分，二者同受经脉气血的濡养，与机体内脏腑构成整体的联系。

经筋的阳性反应点如筋性结节的变化可以通过切诊探查得知，如痛、酸、麻、胀、沉、灼热、针刺样、触电样传导等多种感觉均体现不同病变。而皮部的色泽变化、斑疹和敏感点等，也是中医望诊、切诊的重要内容，如见青紫色多为痛证，见红色多为热证，见白色多为虚证或寒证。皮部理论在治疗上也有重要意义，无论针灸、拔罐、按摩、药熨、水浴、泥疗等，都是先作用于皮部的理疗方法。

2. 病理方面

皮部和经筋均可视为经脉及脏腑的外部体现，二者又相互影响。

皮部位于人体最外层，具有感受、调节和适应四时之气变化的功能，是人体卫外的屏障。《素问·皮部论篇》中有"百病之始生也，必先于皮毛。邪中之，则腠理开，开则入客于络脉，留而不去，传入于经，留而不去，传入于腑，廪于肠胃"的论述。因此皮部理论的重要意义不只是作为体表的分区，而是将这一分区看成是反映疾病情况和接受治疗的门户，外邪从皮部通过经络可影响脏腑；另一方面，脏腑病变也能通过经络反映于皮部，这样从体表的诊察和施治就能推断和治疗内部疾病。同理，经筋的病变也可通过诊察皮部以推断，皮部外感邪气亦会使经筋发生相应的改变。

《素问·皮部论篇》谓："邪之始入于皮也，泝然起毫毛，开腠理；其入于络也，则络脉盛色变；其入客于经也，则感虚乃陷下；其留于筋骨之间，寒多则筋挛骨痛，热多则筋弛骨消，肉烁䐃破，毛直而败。"较为清晰地阐述了皮部受邪对经筋的影响。

七、经筋、筋结点、结筋点、结筋病灶点

（一）概念

《说文解字》曰："筋者，肉之力也。"作为会意字的"筋"字不仅体现了它的解剖意义，更通过会意偏旁描述了它的生理意义和病理机制。在人体中，筋可随人的意志伸缩变形并产生力量，是牵拉肢体产生相应活动的组织，当肌组织受到主动收缩力或被动牵拉力时，其应力点基本在肌的起止点（即肌在骨骼的附着点，《灵枢》称"尽筋"即筋结点）处。

《素问·玉机真脏论篇》中谓："身热脱肉破䐃。"王冰注："䐃者，肉之标。"讲的是突起的肌腹。王冰又说"谓肘膝后肉如块者"，这就是说"䐃"或者"䐃肉"，就是筋膜包裹的块状肌肉。这个"䐃"字，不仅代表圆形肌肉，也必然包含着肌筋膜及鞘膜。

《灵枢·经脉》谓："经脉十二者，伏行分肉之间，深不可见。"《类经》注："大肉深处，各有分理，是谓分肉间也。"所谓"分肉之间"就是基于多块䐃肉

并存而出现的词汇。数块被筋膜包裹的腘肉之间的肌间隙，就叫分肉之间。腘肉及筋膜和分肉间隙都是痹痛（结筋点）的好发部位，反复发作而形成粘连、瘢痕，铸成顽固性痹痛病灶，又称结筋病灶点。

肌肉都是跨关节分布的，这意味着一块肌肉受伤，会先后或同时在这块肌肉两端出现痹痛。当与损伤性动作相关的多块肌肉受伤时，分别在它们关节起点、止点的周围同时出现疼痛。古人创造"肌""腘""腘肉""分肉""筋"等字阐述了筋肉的解剖知识以及与痹痛的特殊关系，从不同角度提示不同特征的好发病理和机制，为循经筋辨证提供了解剖学依据。当关节周围出现疼痛时，一处疼痛迁延引起另一处发生疼痛，这就展现出两点甚至多点相关的现象，其形成的规律，即经筋。以十二经筋循行总结疼痛点和并发疾病的规律就是这些观察的辉煌成果，这在《黄帝内经》中有较系统记载，其中《灵枢·经筋》篇（虽然在这之前的早期文献尚待考古发掘）最突出。

（二）诊查方法

在临床上寻找经筋和结筋病灶点，除循十二经筋按图索骥外，还应注意医者手下的感觉。《灵枢·刺节真邪》谓："用针者……切而循之，按而弹之，视其应动者，乃后取之而下之。"《素问·离合真邪论篇》中写道："必先扪而循之，切而散之，推而按之，弹而怒之，抓而下之，通而取之。"表明经筋和结筋病灶点是要"揣"和"摸"的，所以循、扪、切、按之法是临床常用的寻找经筋和结筋病灶点的方法。

1. 切诊的手法

切诊时，手法轻重要注意均匀。一般多应用拇指或食指的指腹或侧面，进行按压、点压、推移诊查。操作时，医者左手拇指轻轻点在所要点压部位的一侧，以扶持或固定部位，然后用右手拇指或食指的指腹或侧腹，点压、推挤、循按、提寻，并按自上而下，或自下而上，先点后线，由线至面，再至拮抗面整体的顺序沿经筋或经脉进行逐一寻查。

2. 阳性反应类型和临床意义

结筋病灶切诊主要包括两部分的内容：一是结筋病灶的改变，即阳性反应物，包括各种筋性结节等。二是切诊时，结筋病灶的异常感觉，即结筋病灶敏感度，包括痛、酸、麻、胀、沉、灼热、针刺样、触电样传导等。胀痛、灼热、针刺样、触电样感觉常常为急性或炎性病变；酸、麻感多属慢性病变；麻木感则多为顽固性疾病。

结筋病灶处的特殊感觉一般通过询问患者而知，因此切诊时应主动询问患者对切诊的反应，以便于全面诊断。因为在临床上，于结筋病灶处压痛辨病是结筋病灶诊法的最基本方法，在众多特殊感觉中，只有结筋病灶压痛对诊断意义较大，因此切诊时应特别注意对触诊的敏感度。一般评级标准：一般压痛"+"、明显压痛"++"，受检者皱眉呼痛"+++"，受检者疼痛拒按"++++"。

结筋病灶点阳性反应物是依靠指腹的触觉，可循经摸到一种实质物质，它的形态、大小、硬度不同，常见到以下几种：

（1）圆形结节：圆滑如珠，软硬不一，一般如黄豆大小，大者似蚕豆，移动性较小。

（2）扁平结节：表面平滑似圆饼，质软，不移动，位于浅表部位。

（3）棱形结节：两头尖、中间大，表面光滑，质稍硬，常可移动。

（4）椭圆形结节：形态卵圆，质软或硬，光滑而易移动。

（5）条索状结节：形如条索，粗细不一，质软而富弹性，可移动。

（6）链球状结节：几个圆形结节相连如串珠。

（7）气泡样结节：囊泡样穴洞感，大小不一，表面不光滑。

第二章　经筋疾病的现代研究

第一节　腱末端损伤说

腱末端又称腱止装置或末端装置。腱末端损伤属于肌肉、肌腱、韧带在骨骼附着区域的劳损变性疾患。在中医学称之为"尽筋"（《灵枢·官针》），又称作"筋纽"（《灵枢·九宫八风》）等，是古今极为关注的部位。

腱末端装置是肌腱与骨相连续的地方，当肌肉萎缩、牵拉、扭曲、运动关节时，此处负力最重、切力最大，所以极易损伤。为加强腱末端的牢固性，它有极特殊的连接方式。以髌腱为例，其连接方式按骨组织—钙化软骨层—潮线—纤维软骨带—腱纤维等顺序连接。这种连接顺序和过渡过程，使腱止点保持最强的抗拉能力，保证了它的稳固性。因种种原因，当腱止点损伤，尤其是长期慢性劳损性伤害时，就会发生"腱末端病"而出现病理改变。

一、病理特点

（一）肉眼观察

可直观看出肌腱及腱周围呈黄褐色变，腱周组织充血，有轻重不等的水肿、肥厚，并常与腱组织发生粘连。常有新生血管侵入，腱本身变粗、变硬、变性。腱内组织部分有玻璃样变，甚至有脂肪入侵、轻重不等的钙化等。

（二）显微镜下观察

1. 腱止点

骨髓腔纤维变性，潮线与钙化软骨层消失或不规律，有部分断裂，从而使骨髓腔开放。有时潮线推进，可见新生骨骨化现象。也有时见小的骨折片被纤维组织包绕，此所谓"镜下骨折"。纤维软骨出现毛细血管增生，毛细血管动脉化，出现玻璃软骨或玻璃软骨骨化。

2. 腱组织

肌腱纤维变性，波浪纹消失，出现玻璃样变或纤维样变，有时出现脂肪浸润，血管侵入。血管管壁增厚，管腔狭窄，周围有小圆细胞岛和骨岛。

3. 腱周组织

出现血管及脂肪浸润，新生血管增生，血管壁肥厚，管腔狭窄，组织充血、水肿、肥厚、增生，有时有小圆细胞浸润。

二、研究进展

引起腱末端损伤的病因较为复杂，目前学术界尚无统一的认识，但较多研究发现，末端区域血液循环障碍，腱止点经历突然或长期牵拉都可造成腱末端损伤。另外，关节外伤也可能导致末端病的发生。其病因大体可以从两个方面加以分析：一是末端区微循环障碍，导致多种化学因子对其本身产生破坏作用；二是末端病区应力失代偿，即组织所承担的负荷与承担负荷能力之间结构的失衡。

对肌腱正常张力范围的研究发现，当肌腱承受的张力超出正常最大负荷的 6% 时，肌腱仍可产生生理性适应；当负荷大于正常最大负荷的 8%，则可能发生肌腱断裂；在正常最大负荷的 6%～8% 区间内可能会造成损伤。

目前，国内外关于腱末端损伤治疗方法的报道较多，依据不同的治疗原理和作用方式可分为中医、物理、化学、再生医学和手术治疗等方法。

（一）中医疗法

中医治疗腱末端损伤主要包括针刺和推拿。由于中医疗法众多，采用艾灸、穴位敷贴、穴位注射等中医外治法治疗腱末端损伤的报道也比较多。此外，作为慢性病症，使用中医疗法治疗腱末端损伤可能会有较大的优势。

1. 针刺治疗

针刺治疗末端病以针刺病变局部的穴位为主，结合循经及辨证取穴。除单纯针刺外，采用火针疗法疗效也较为显著，选穴配穴与单纯针刺相同。

2. 推拿治疗

推拿治疗末端病有缓解疲劳、活血化瘀和消炎镇痛等功效，而且推拿手法在临床治疗上易与末端结构相匹配，产生末端区特有的治疗手法：抱揉肩袖、弹拨肱二头肌长头腱、刮髌周及髌腱末端区、提弹跟腱等。

（二）物理疗法

作为非侵入性手段的代表，物理治疗具有操作简单、疗效显著和并发症少等优点，在末端病治疗中是患者常自愿选择的一类方法。常见物理治疗方法有体外冲击波疗法、低功率激光疗法、运动疗法等。其优点是无创，但对仪器设备还较为依赖。

（三）化学疗法

与物理治疗方法不同的是，化学治疗方法并非无创，对仪器设备的依赖性也不强。在运动医学领域中，化学治疗方法使用较多，常常获得不错的疗效，因而也被广泛关注。目前应用于末端病治疗较多的是富血小板血浆和透明质酸。

（四）再生医学疗法

自然界最完美的再生医学模板就是蝾螈的肢体再生，将再生医学应用于运动医学领域是前沿热点之一。末端病由于其局部组织修复能力低下经常导致治疗上的困难，应用再生医学中的干细胞技术，其潜力值得期待。

（五）手术疗法

手术治疗，主要应用于末端区发生劳损变性后骨腱结合处的肌腱断裂，骨骼肌产生的动力无法传递至骨，末端区的完整性遭到破坏。手术能较快缓解症状，但却带来了较高的并发症发病率。

第二节　腱鞘损伤说

腱鞘也称腱滑膜鞘，是套在长肌腱表面的管状滑膜囊。具有固定肌腱位置与减少肌腱与骨面摩擦的作用。肌腱和腱鞘频繁的摩擦之后，导致肌腱与腱鞘同时形成无菌性炎症，从而导致肌腱的充血、水肿，妨碍肌腱在腱鞘内自由的活动，继而在运动时产生疼痛。

一、病理特点

（一）肉眼观察

腱鞘失去光泽，呈黄褐色变，腱鞘变粗，失去弹性。若切开腱鞘时，有切割软骨样的感觉，质地变得硬脆，鞘内可变出黄色浆液。鞘与腱常有粘连，早期轻、晚期重。有时可见腱鞘出现狭窄，使鞘内腔隙变细，两端出现水肿，被卡的肌腱变得粗糙，失去光泽。长期卡压的肌腱局部肥厚，甚至变形呈球状与葫芦状。由于腱鞘的狭窄和腱组织的肥厚、变形，使肌腱滑动更加困难而出现疼痛、弹响或活动受限等。

（二）显微镜观察

显微镜下可见慢性炎症的病理变化，即腱鞘周围有小细胞浸润，有时出现脂肪浸润，局部血管壁增厚、狭窄，腱鞘纤维呈现出玻璃样或纤维变性，有时可见浸润血管出血，腱鞘也可出现软骨岛和骨岛。

二、现代研究

腱鞘损伤的部位各有不同，但治疗方法相似，现以桡骨茎突狭窄性腱鞘炎为例进行现代研究。

狭窄性腱鞘炎（tenosynovitis stenosans）是一种常见的腱鞘疾病，一般认为是拇长屈肌腱和腱鞘的水肿、增生、粘连和变性，腱鞘的水肿和增生使骨－纤维管道狭窄，进而压迫本已水肿的肌腱，从而导致机械性摩擦，引起慢性无菌性炎症。临床上常见于腕部的桡骨茎突处拇指伸肌腱及拇长屈肌腱和腱鞘，手指或拇指屈肌纤维腱鞘起始部。女性多于男性，现将中西医的现代治疗进展论述如下。

（一）中医治疗进展

1. 局部制动治疗

早期的桡骨茎突腱鞘炎主要表现为患部的疼痛，患部无硬结及绞索。对于早期的桡骨茎突腱鞘炎采用局部制动治疗，常常有显著的疗效。

2. 针刺治疗

针灸治疗桡骨茎突狭窄性腱鞘炎以针刺病变局部的穴位为主，结合循经及辨证取穴。穴位选取阿是穴、局部及远端穴位。也有人使用火针、电针、揿针、电针、浮针等针法进行治疗。

3. 艾灸治疗

灸法种类较多，临床中以艾灸为主，即以艾绒熏灼特定穴位，以达到治疗疾病的目的。艾灸可以刺激局部经络，促进机体代谢，缓解和消除肌腱的痉挛，具有温经通络、调节气血、散结消肿、散湿祛寒、活血化瘀的疗效。

4. 推拿治疗

推拿作为中医学的瑰宝之一，通过推、拿、举、捏等手法刺激局部经络和穴位，促进局部血液循环和新陈代谢，进而起到治疗作用。

5. 药物贴敷法

药物贴敷法是将中药贴敷于局部的肌肤腠理，使药物通过皮层、孔窍后被直接吸收，可缓解局部炎症，同时减缓疼痛。

6. 针刀疗法

针刀疗法是在中医理论指导下，吸收西医学及自然科学的成果，再加以创造而成的医学新学科，是介于外科手术治疗和非手术治疗之间的封闭松解方式，医者使用针刀深入到患处，对炎性、粘连及变性的组织进行松解、切割和剥离，以起到缓解患部疼痛的作用，对桡骨茎突部的狭窄性腱鞘炎具有很好的治疗效果。

（二）西医治疗进展

1. 冲击波疗法

冲击波疗法是介于保守疗法和外科疗法之间的新疗法，它可以有效地活化微循环，促进血液循环，同时可以促进一氧化氮释放，起到舒张血管，改善代谢的作用，以利于血管再生，加速上皮细胞生长，促进胶原蛋白合成，还可以增强细胞通透性，起到抗炎抗菌等作用，对各种活动后创伤疾病有较强的修复能力。

2. 封闭疗法

治疗桡骨茎突部狭窄性腱鞘炎的首选方法为局部封闭疗法，在腱鞘局部注射曲安奈德、利多卡因、强的松龙等，可在较短时间内起到消肿止痛、缓解痉挛等效果，对于局部病变起到最快的治疗作用。

3. 手术治疗

对于狭窄性晚期腱鞘炎患者，手术治疗对缓解患处的剧烈疼痛和难治性疼痛有很好的效果。

第三节　韧带损伤说

韧带是一种致密结缔组织，主要由胶原纤维和弹力纤维组成，使韧带具有一定的强度和刚度，又具有良好的延展性。韧带损伤多由外伤或过度负荷导致，临床可见局部出血、血肿，不同程度的关节功能丧失，常见的韧带损伤有膝关节韧带损伤、踝关节韧带损伤等。

一、病理特点

（一）肉眼观察

韧带损伤按损伤类型可分为急性损伤和慢性退变。急性损伤常可见韧带部分或全部断裂，可合并关节扭伤、撕脱骨折或关节脱位，损伤局部疼痛、肿胀、瘀血，关节积液或血肿、活动受限。慢性退变可见韧带和周围组织粘连，新生血管入侵，韧带变性，出现钙化或骨化。

（二）显微镜观察

显微镜下可见韧带纤维变性、玻璃样变、脂肪浸润。血管壁增厚，血管腔变窄。周围有小圆细胞浸润，有时可见出血。

二、研究进展

（一）韧带的损伤修复过程

韧带的损伤修复过程主要分为3部分：

（1）炎症期：血肿形成，炎症细胞浸润，血管网形成。

（2）增殖期：成纤维细胞迁入和增殖，形成大量的胞外基质，状态紊乱。

（3）重塑期：早期——细胞数量、基质量减少，胶原排序逐渐有序，力学性能增加；晚期——胶原纤维之间的交联和基质成熟。

（二）韧带损伤的现代主要治疗手段

1.西医治疗

（1）保守治疗：当韧带损伤较轻时，以常规处理为主，配合相应的韧带功能锻炼，以增强周围肌群的稳定性。

（2）手术治疗：当出现严重的周围组织损伤或保守治疗无效时，考虑用手术治疗以及时修复松弛或撕裂的韧带，重建关节的机械稳定性，可配合相应的康复治疗。

2.中医治疗

中医治疗以针灸、定向透药、放血疗法、导引等综合治疗为主。

第四节　滑囊损伤说

滑囊又称滑膜囊，或滑液囊，指的是结缔组织中的囊状间隙，囊壁由结缔组织构成，滑膜内皮细胞附着在内侧壁，囊内充满或有少量液体，是存在于腱与骨、腱与腱之间的保护性减压组织，具有增加润滑、降低摩擦的功能。当暴力撞击、强力牵拉、慢性劳损或腱末端病时，常会影响腱周的滑液囊，出现滑囊损伤的病理变化。

一、病理特点

（一）肉眼观察

滑囊损伤会引起局部炎症反应，可分为急性和慢性病症。急性滑囊炎可见滑囊急性出血或水肿、囊壁充血，患者常有患处或活动处急性疼痛，活动部位可出现肿胀或水肿，有局限性压痛，关节活动明显受限。慢性滑囊炎多在急性滑囊炎反复发作或滑囊多次受损伤而成，出现滑膜增生、囊壁增厚，且因局部血管分布较多，滑囊发生粘连。患者可因长期疼痛肿胀而出现肌肉萎缩，活动受限。

（二）显微镜观察

显微镜下可见慢性炎症改变，滑囊囊壁水肿、充血、增厚呈绒毛状，囊壁肥厚、纤维化，血管侵入，部分囊壁、囊底有钙质沉积。

二、研究进展

西医学认为，滑囊损伤急性期可采取理疗或穿刺抽液，在滑囊损伤后，应尽量避免或减少患处再次活动发生摩擦损伤。慢性期，若长期药物保守治疗无效，可考虑手术切除滑囊。

中医学认为，滑囊损伤，导致局部气滞血瘀，不通则痛，常用活血祛瘀药内服，祛湿止痛药外敷。经筋导引解结术基于人体解剖结构，充分结合中西医学理论，能迅速在体表解锁找寻到病灶，并"解结""消灶"，以活血化瘀、祛瘀生新，缓解疼痛，让患者得到快速且有效的治疗。

目前关于滑囊损伤病的治疗方法，分别有推拿手法、中药治疗、穿刺引流和慢性滑囊炎的滑囊切除术。

（一）推拿手法

在手法运用中强调因势利导、轻重结合，做到柔和、均匀、持久、有力。用力要缓、稳、柔和，先轻后重，逐渐增加力度，以调节机体的生理状态和改变机体的病理变化，从而达到治疗疾病的目的。进行手法操作时，其作用力应深透，能达深部肌层。用力要均匀，轻重结合，速度不宜过快。

（二）中药治法

应重视药物的配合应用，有"七分手法，三分药物"之说。可以先从西医角度诊断其为何种疾病，然后按中医理论进行辨证。疾病不同、中医的证不同，药物的运用也有所不同。即使是同一损伤，也要根据人的年龄、性别、体质的强弱灵活运用。

（三）穿刺引流

急性化脓性滑囊炎应早做切开引流，同时全身应用抗生素。避免炎症侵袭附近组织，导致淋巴管炎、淋巴结炎、滑囊穿孔等并发症。慢性滑囊炎可做穿刺，并可注入氢化可的松之类药物。

（四）滑囊切除术

反复发作的慢性滑囊炎和经久不愈的患者，可做滑囊切除术。

第五节　纤维管、骨性纤维管损伤说

周围神经由脊神经分出，经椎间孔、肌膜、筋膜、肌肉等处，都有较为固定的穿出、穿入孔。某些神经支，经骨嵴、筋膜等处时有纤维或骨包绕，而有保护、固定神经支的作用。当外伤或慢性劳损时，可导致其发生炎性病理反应，使腔隙缩窄、容积减少，反而会卡压神经支而引发症状。

一、病理特点

（一）肉眼观察

局部软组织张力增加，出现水肿、肥厚。纤维管内静脉回流障碍，使纤维管内压力增加并卡压管内神经等组织。骨性纤维管有时可见骨组织增生，常因骨关系改变而加重纤维管腔的缩窄。

（二）显微镜下观察

显微镜下可见急性或慢性炎症改变。

二、研究进展

对于腰腿痛的病因，曾一度过分归咎于椎间盘突出和椎管狭窄，近些年来由于解剖学的发展，有学者提出腰椎管外结构的病因学说，其中骨性纤维管卡压腰神经后内侧支的学说已引起临床的关注。骨纤维管位于腰椎乳突与副突之间的骨性沟内，自外上斜向内下。由四个壁构成，其中前壁为乳突副突间沟，后壁为乳突副突间韧带，上壁为乳突，下壁为副突。当脊柱深部肌肉过度收缩牵拉韧带时，可导致管腔内径变小，造成神经受到挤压。

由于骨性纤维管道位于神经较大角度的转折处，因此骨纤维管道在解剖生理上扮演着滑车的作用，对神经的走行起到导向和保护作用，但是在病理情况下则可能演变为对神经的挤压。这些病理情况首先是骨纤维管道组成结构的病理变化所致，例如临近关节的骨质增生、韧带损伤退化、浅筋膜的脂肪结节嵌入、神经伴行动脉的硬化或静脉瘀血。

目前国内外关于纤维管、骨性纤维管病治疗方法主要包括推拿手法、针刀治疗、中药治法和运动锻炼。

（一）推拿手法

在手法运用中强调因势利导、轻重结合，做到柔和、均匀、持久、有力。用力要缓、稳、柔和，先轻后重，逐渐增加力度，以调节机体的生理状态和改变机体的病理变化，从而达到治疗疾病的目的。进行手法操作时，其作用力应深透，能达深部肌层。用力要均匀，轻重结合，速度不宜过快。

（二）针刀治疗

针刀治疗强调明确病灶，刀至病所。因此必须明确损伤的部位，并精确到达具体的组织和层次，然后才能有的放矢地进行治疗。病变部位和层次的诊断正确是针刀治疗的关键。

（三）中药治法

应重视药物的配合应用，有"七分手法，三分药物"之说。可以先从西医角度诊断其为何种疾病，然后按中医理论进行辨证。疾病不同、中医的证不同，药物的运用也有所不同。即使是同一损伤，也要根据人的年龄、性别、体质的强弱灵活运用。

（四）运动锻炼

中医骨伤强调"三分治疗，七分锻炼"，"练功疗法"是治疗筋伤疾患的重要方法，与手法、药物等治疗方法有着相辅相成的作用。"练功疗法"可以防治许多疾病。应用"练功疗法"时要注意以下几点：

首先要详查病情，合理选练；其次要动静结合，主动为主；最后要循序渐进，贵在坚持。

第三章　经筋疾病的病因病理

第一节　经筋疾病的病因

经筋疾病的病因是指导致经筋发病的原因，针对经筋病，《灵枢·经筋》以春夏秋冬结合孟仲季之十二筋痹命名，其证候主要表现在经筋分布于体表筋肉部位病变所致的筋痹，以及少数涉及体腔筋膜与头面筋膜病变所致的筋性腔病与筋性窍病。《黄帝内经》中记载有"击仆""坠落""举重用力""五劳所伤"等。《金匮要略》明言"千般疾难，不越三条"，在此基础上，宋代陈言撰写的《三因极一病证方论》中提出："六淫，天之常气，冒之则先自经络流入，内合于脏腑，为外所因；七情，人之常性，动之则先自脏腑郁发，外形于肢体，为内所因；其如饮食饥饱，叫呼伤气，尽神度量，疲极筋力，阴阳违逆，乃至虎狼毒虫，金疮踒折，疰忤附着，畏压缢溺，有背常理，为不内外因。"据此，中医学认为经筋病的病因主要如下。

一、外因

《素问·痹论篇》谓："风寒湿三气杂至，合而为痹也。其风气胜者为行痹，寒气胜者为痛痹，湿气胜者为着痹……阳气多，阴气少……故为痹热。"清代吴谦等在《医宗金鉴》中说："三痹之因，风寒湿三气杂合而为病也。"可见风寒湿邪为致痹的主要外因。痹病根据病位可分为脏腑痹与五体痹。筋痹属经筋病范畴，《灵枢·经筋》中有"经筋之病，寒则反折筋急，热则筋弛纵不收""足阳明之筋……急者目不合，热则筋纵，目不开。颊筋有寒，则急引颊移口；有热则筋弛纵缓不胜收，故僻""足厥阴之筋……伤于寒则阴缩入，伤于热则纵挺不收""手太阳之筋……颈筋急则为筋瘘颈肿，寒热在颈者""焠刺者，刺寒急也，热则筋纵不收，无用燔针"等论述，认为筋经痹病由风寒湿邪入侵所致，但主要与寒热有关。

二、内因

内因是经筋病的基础，气虚是致病的内在基本因素。《素问·评热病论篇》曰："邪之所凑，其气必虚。"《灵枢·百病始生》更曰："风雨寒热，不得虚，邪不能独伤人……此必因虚邪之风，与其身形，两虚相得，乃客其形。"说明气虚是易招致外邪入侵、经筋劳损的内在因素。其气虚可体现在先天不足、年老体弱。先天不足，后天失养，体弱无力，稍有劳作，即筋肉酸痛，易招致劳损；年高，气血衰退，筋骨失滋，筋僵骨痛，故有"年过半百，筋骨自痛"之说，多见退行性病变，如椎间盘退变等；或因解剖结构先天畸形，组织脆弱，不耐外力而致经筋受损。

三、不内外因

经筋的作用主要为"束骨而利机关"，与人体的运动密切相关。人体在生活工作过程中可因不慎遭受外力而损伤，如跌仆、坠落、撞击、闪挫、扭伤、压轧等导致经筋的钝性损伤或经筋的撕裂损伤；或长期、反复、单一的较小动作，作用于人体的某一部位而诱使经筋的慢性劳损更为多见，如久行、久坐、久立、久卧；或长期处于不正确的姿势状态下劳作，或不良的生活习惯等使某一经筋长期过度工作而发生痉挛、牵扯、转筋、疼痛等影响相应肢体的活动，甚则筋纵而肢体不用。故有"久视伤血，久卧伤气，久坐伤肉，久立伤骨，久行伤筋"的描述。尤其当今社会，随着电子数码产品的普及、机械化劳作的增加，此类慢性劳损性经筋病日渐增多。

（一）外力损伤

外力损伤是指外界暴力所致的经筋损伤，诸如挫伤、碾挫伤、扭伤、坠落伤等。

1. 挫伤

挫伤是因直接外力打击或撞击，致使经筋受到损伤。轻者局部瘀血、肿胀，重则肌肉、肌腱、韧带发生部分或全部断裂。更严重者，可伴发局部重要神经、血管，甚至内脏合并损伤，故《杂病源流犀烛·跌仆闪挫源流》指出："忽然闪挫，必气为之震。震则激，激则壅……血本随气以周流，气凝则血亦凝矣。气凝何处，血亦凝何处矣。夫至气凝血凝，则作肿作痛，诸变百出。"

2. 碾挫伤

碾挫伤多由钝性重物推移挤压或旋转碾压肢体而致，如车轮碾压伤，其间有挫伤的机制，而且有碾挫的重伤，使经筋的损伤程度更加严重而广泛，愈后瘢痕较大且多有粘连，容易留有后遗疾患。

3. 坠落伤

坠落伤指从高处坠地所致经筋损伤，其着地肢体承受坠落的身体重力，必然造成受力肢体、关节超常负重和扭曲而致暴力损伤。因坠落的一般下落速度和力量较大，肢体着地后常贯通传递而损及骨骼和内脏。如直立位双脚或臀部着地，坠落力与地面反作用力交会于脊柱，可在胸腰段造成压缩性骨折，甚至引起内脏顿挫损伤。故坠落伤时，不仅要注意局部损伤，更要注意脊柱和内脏并发症。故《素问·缪刺论篇》云："人有所堕坠，恶血留内，腹中满胀，不得前后。"就是值得注意的内脏合并伤。《素问·脉要精微论篇》也指出"当病坠若搏，因血在胁下，令人喘逆"，也强调了肺内损伤的证候。

4. 扭伤

扭伤指可动和微动关节由于旋转、牵拉、不协调的肌肉收缩等，使其产生超生理范围的活动，致使关节周围韧带、关节囊及附着骨端的肌腱、筋膜、肌肉等过度牵拉，引起撕裂、断裂、移位损伤，甚者造成关节脱位或错缝。

（二）劳损

劳损又称积累性劳动损伤，多因职业操作常年重复相同的姿势和动作，使相关筋经反复慢性损伤，经过多年积累，最终表现出症状。从事剧烈、暴力性运动的人发生较早，一般劳动者多在中年以后逐渐显现并加重。

1. 职业劳损

职业作为长期从事的一种工作，每种职业都有其特殊的劳动姿势和受力方式，这样就造成了人体各关节、部位及经筋受力不均衡。加之无准备地起动，某些不协调、不合理的用力，均会在不知不觉中造成经筋的损伤。虽然每次损伤极其轻微，常常不被人察觉和注意，但是，长年积累，数十年的损伤、修复、再损伤、再修复，则形成"结筋病灶"，成为痹痛的病根，成为顽痹不愈的癥结。如煤矿工的脊柱、膝周经筋劳损较多；装卸工的膝踝经筋劳损多；汽车司机的肩关节筋伤较重；颈椎病、肩背痛，多见于伏案工作者；跟腱或跖筋膜损伤多见于需要较长时间的站立者；髋关节周围经筋损伤又以运动员、舞蹈演员多见。

2. 负重劳损

临床观察发现，负重关节容易患经筋痹证，并随年龄的增长而增加。如颈椎运动幅度大，活动量多，不仅承受头部重量，且支撑头部使之保持平衡，故颈部筋经等组织就容易发生负重性损伤。长期伏案工作者，由于颈部长期处于前屈、前倾状态，使附着在颈椎上的部分肌肉呈持续紧张状态，久之这些肌肉发生静力性损伤，出现筋经疾病。

3. 关节过度运动劳伤

关节过度运动会造成关节失稳，从而引起关节周围的韧带损伤，甚至造成关节损伤。因此，运动员、演员、重体力劳动者，其膝、腰、髋关节及其周围经筋易发生结筋病变，且多见于右侧关节周围，这与多数人右侧肢体活动频繁有关。

第二节 经筋疾病的病理

一、经筋疾病的病机特点

（一）经筋动力性损伤与反应

肌肉主动收缩所产生的拉力、重力或拮抗力所引起的肌肉过度牵拉可造成肌肉撕裂或肌肉断裂（尤其是偏心性收缩），过度牵拉性损伤好发于跨两个关节的含纤维较多的肌肉。

肌肉拉伤常发生于较大外伤，会即刻出现临床症状。临床上多数为肌肉部分拉伤而非完全性断裂，这是由于收缩肌肉能吸收更多的肌肉能，不易损伤，且有保护骨与关节的作用，故完全断裂者并不多见。由于强肌比弱肌更能吸收肌肉能，疲劳肌则不能吸收同等的能量，所以疲劳状态更容易损伤。

损伤的即刻反应为炎症，以水肿为主，严重肌损伤可伴出血、皮下溢血。肌纤维的断裂常在肌纤维与肌腱结合部。在肌纤维末端至肌纤维中段，先出现水肿、出血，24 小时后断裂处可出现坏死、炎症、巨细胞浸润。伤后第二天加重，炎性细胞增生以后，可见成纤维细胞增多，出现新生毛细血管与肉芽组织。7～11 天后，水肿与炎症细胞逐渐吸收，肌肉再生，使纤维化与肌管形成。

Hugh 在 1902 年提出：超过习惯负荷的肌肉工作所引起的延迟性肌肉酸痛是由于肌肉损伤导致结缔组织粘连所致。肌肉损伤引起的肌肉酸痛还包括细胞内由于钙离子浓度升高和钙损伤及过度负荷后血液磷酸肌酸激酶活性升高，Z线（一种蛋白质组织，连接薄丝和肌原纤维）断裂所致。屈竹青用电子探针微区分析法观察力竭性蹲起练习后人股外肌活检样品的冰冻超薄切片发现：力竭性肌肉工作后肌细胞内的钙离子浓度显著升高，但在肌原纤维收缩结构正常区域，Z 线结构轻度改变区域和肌丝结构显著改变区域的钙离子浓度差别并无显著意义。此外，对力竭性工作后肌肉样品进行免疫电镜观察时仅仅观察到个别肌节的 Z 线有间断现象。即使在 Z 线完全消失时，如果中线的结构正常，肌节的长度和其他的收缩结构并没有明显的改变，只有在中线消失以后，肌节的长度和其他收缩结构才会发生显著改变。实验研究结果表明：延迟性肌肉酸痛是指超过习惯负荷的肌肉工作所诱发的收缩蛋白的降解优势导致收缩结构的改变，使肌节缩短、肌肉硬度提高、收缩伸展功能下降所致。上述的结构改变在休息和调整后继续工作的条件下可以自然恢复到正常结构的生理过程，也可能由于未根据个体的承受能力和恢复情况，重复过度负荷而导致肌肉损伤。因此，由于超过习惯负荷所引起的延迟性肌肉酸痛，仅仅是在重复肌肉工作导致肌肉的结构和功能向着增强或损伤转变的中间过程，合理的治疗尚有恢复的可能。但反复过度负荷的肌肉工作不仅会引发上述病理反应，而且会导致肌收缩结构破坏。应用免疫电镜的方法进行实验观察可见到：过度负荷后，粗丝、细丝、Z 线、M 线（中线）的结构发生不同程度的改变。过度负荷诱发的延迟性收缩结构蛋白的降解或解聚强于合成代谢的降解优势，导致收缩结构发生不同程度的改变。特别是在中线消失以后，粗丝扭转，使肌节显著缩短，导致肌束成为不同程度的僵硬条索。收缩结构改变，进而出现收缩伸展功能下降，且常伴有疼痛。显然，过度负荷的肌肉工作后，收缩结构的改变是引发肌肉损伤的主要病因。对肌损伤痛点斜刺可通过加强收缩蛋白的组装、合成，促进结构和功能恢复正常。秦长江等用免疫印迹电泳的实验观察结果进一步证实了用免疫电镜观察所得的结论。至于针刺是如何使降解或解聚的片段迅速地组装合成而使收缩结构恢复正常，还有待研究。

《灵枢·经筋》提出"以痛为输"取肌肉损伤点，从未提到怎样"循经取穴"。为此卢鼎厚做了一组动物实验，结果表明：破坏蟾蜍的大脑、脊髓，切断支配肌肉的神经和血管，阻断运动终板的功能，甚至做离体肌肉或离体肌束经过长时间电刺激直到不出现明显的收缩后，经过针刺，仍可观察到肌肉收缩功能或结构出现显著的恢复。这些结果表明：取"以痛为输"，斜刺的作用是通过存在于肌肉本身的外周机制实现的。《灵枢·经筋》倡导经络的整体调节，并不轻视外周调节。卢氏的观察结果为《灵枢·经筋》所记载的治疗肌肉损伤要"以痛为输"提供了现代科学实验的证据。但这一外周机制的具体内容还需进一步研究。

（二）经筋静力性损伤与反应

古代医家十分重视静力性损伤。《素问·宣明五气篇》《灵枢·九针论》分别指出："五劳所伤，久视伤血，久卧伤气，久坐伤肉，久立伤骨，久行伤筋，是谓五劳所伤。""久视伤血，久卧伤气，久坐伤肉，久立伤骨，久行伤筋，此五久劳所病也。"

久视，多见于办公室工作者，他们要看文件写资料，长时间低头、屈颈，破坏了脊柱颈屈的正常生理弧度，使颈椎关节周围的肌肉、韧带受到异常的牵拉，造成慢性劳损。同时，劳损导致受损肌肉保护性痉挛，加重了肌力的平衡失调。失调的经筋进一步加重劳损，从而形成恶性循环。

同理，"久卧伤气"的病机相类似。久卧者常不能保持正常的睡姿和枕姿，尤其是"高枕无忧"的枕姿，易使颈曲反弓，侧卧时，颈椎又偏向一侧，这种不良睡姿习惯常会造成颈椎关节周围韧带与肌肉的慢性劳损。

"久坐伤肉"，坐姿使上体重力施压于腰骶部，而且常常改变了腰脊弯曲的生理角度，使适应于直立状态下的腰部组织结构承受了额外的应力和剪力。在弯腰状态下，上肢取物持重，将使其内压增加数倍，从而造成劳损。

总之，肌肉、韧带受到静力性持续异常的牵拉，造成气血运行障碍，动脉血不能顺利灌流于肌组织，使其缺少氧与营养供应。静脉血不能排出，使组织肿胀、代谢物堆积，进一步造成慢性劳损。同时，劳损又导致受损肌肉保护性痉挛，进一步加重肌力的平衡失调。失调的经筋进一步加重劳损，从而形成恶性循环。

（三）经筋挫伤与反应

挫伤是指外力直接打击肌肉，最常见的部位是股四头肌与胫前肌。其病理不同于拉伤，早期即出现组织血肿及炎性反应，以后被机化组织与瘢痕取代。瘢痕中有纤维再生，其修复过程与肌肉裂伤相似。深部肌肉靠近骨骼处的肌肉断裂时，常在1周后出现骨膜增生与骨膜下骨质增生。

严重的肌肉挫伤可并发骨化性肌炎，1~3度损伤者在肌肉血肿内出现骨化，以大腿肌多见。2~4周可用X线测出，可继续增大至6个月。一般为肌肉出现高密度阴影，有柄状影相连，或显示骨旁有较宽的阴影与骨相连。

局部疼痛与僵硬是骨化性肌炎的常见症状。有时可触及包块，若靠近周围神经，可偶见神经刺激症状。

（四）经筋损伤合并撕脱骨折与反应

骨骼尚未成熟的儿童骨骺抗拉力差，所以容易发生撕脱。常见于骨盆与股骨近端，如缝匠肌、股直肌、臀肌、髂腰肌、内收肌与腘绳肌的起止点处。

轻者，在牵拉下出现疼痛，骨附着点局部压痛。24 小时内有轻度肿胀或皮下溢血，但周围筋膜尚完好，此为少数肌纤维断裂型。

中度者，有较多纤维及筋膜撕裂，在运动损伤中可听到"啪"的声音，腱与骨连接处略有缺失与下陷，是较重型。

重度者，骨附着点完全断裂，受伤后剧痛，可在相应肌附着点摸到明显的附着肌肉失去功能，运动功能丧失。

（五）经筋韧带损伤与反应

韧带附着于邻近骨端上，用以连接两骨，其深面与骨端间附有滑膜组织。当受到暴力直接打击或过度牵拉时，即可造成不同程度的韧带纤维断裂或附着处的损伤。

韧带由弹力纤维和胶原纤维混合而成，它能保护关节在正常范围内的活动，防止出现异常活动。直接打击可致打击处韧带损伤，同时暴力引起的关节异常活动，常导致对侧韧带的过度牵拉而出现捩伤。重度牵拉伤可致附着处撕脱骨折，称韧带下撕脱骨折。

1. 轻度韧带损伤

仅见局部少量出血、血肿与纤维素沉积，以后为成纤维细胞浸润增生，形成瘢痕。轻度损伤只有部分纤维断裂，有轻度出血，没有明显功能丧失，检查韧带时，没有功能减弱。

2. 中度韧带损伤

已有部分韧带纤维断裂，部分功能丧失，韧带断裂端尚无回缩，愈合后可由瘢痕组织代替，但较大的瘢痕及永久性的瘢痕常会减低韧带的功能，并成为该韧带的薄弱点，以致会再度损伤。

3. 重度韧带损伤

因韧带纤维断裂较多或完全断裂，该韧带功能丧失，关节失稳，一般伴有明显内出血、血块形成，局部水肿、肿胀，其愈合较慢且不完全。因为韧带断端间有较多的瘢痕组织，如不能合理治疗，常不能恢复正常功能。又因为韧带损伤愈合时，已被牵拉延长而松弛，常使其丧失正常的韧带张力，很容易引起再度损伤，且造成关节不稳，致使关节周围经筋组织进一步损伤。重度损伤为韧带完全断裂并完全丧失功能，此时其断端显著分离回缩，未做即时手术对合者，常致瘢痕组织连接而减弱其张力，功能亦会减弱。有的还合并撕脱骨折，则更加重韧带断端的创伤。

（六）机关错缝、脱位与反应

中医所称之机关，即今所谓关节。关节错缝脱位必然同时伴随不同程度的关节周围组织或关节韧带的断裂和功能丧失。在急性韧带撕断时，会产生关节错缝或半脱位。当外力消失后，瞬间的脱位可能自行复位，但脱位时所引起的关节周围韧带和软组织损伤已形成。有些陈旧性关节脱位，虽然没有新鲜韧带损伤，但由于以往韧带有过断裂或断裂延伸状态下的愈合，以致过分松弛。虽然韧带尚在，但仍可反复发生习惯性脱位、关节周围疼痛、关节功能障碍等。

二、经筋疾病的病理特点

经筋包括现代解剖学的肌学、韧带学的诸多内容，当经筋损伤时，可在上述解剖学组织内出现病理变化，从而引起致痛物质释放和痛敏组织的刺激，出现临床的痹痛症状和疾病。为明确经筋痹痛损害的部位和性质，需要了解有关组织的病理特点。其中腱末端损伤的病理，腱鞘损伤的病理，韧带损伤的病理，滑囊损伤的病理，纤维管、骨性纤维管损伤的病理在第二章已有详细叙述，这里着重叙述脂肪组织损伤的病理特点。

脂肪组织损伤的病理

脂肪组织有衬垫和润滑肌腱的作用。同时它能充填腱下和关节面不相适合的多余空间，有防止腱与骨、骨关节之间的摩擦与刺激的作用。当脂肪组织急性或慢性损伤时，其间血液循环障碍、渗出，并因压迫而疼痛。

1. 肉眼观察

脂肪组织充血、肥厚，有时有水肿和钙化。慢性损伤者常见脂肪组织在腱与骨间隙，甚至骨关节中膨隆或嵌顿。有时可见脂肪组织与周围组织粘连及钙化，可形成"骨刺"。

2. 显微镜下观察

显微镜下可见急性或慢性无菌性炎症改变。

第四章　十二经筋概述

第一节　手太阴经筋

一、手太阴经筋的循行与分布

【原文】

手太阴之筋，起于大指之上，循指上行，结于鱼后[1]，行寸口外侧，上循臂，结肘中，上臑内廉，入腋下，出缺盆，结肩前髃，上结缺盆，下结胸里，散贯贲[2]，合贲下，抵季胁。（《灵枢·经筋》）（图4-1）

【注释】

1. 鱼后：大鱼际后缘。

2. 散贯贲：散布于贲门。

【译文】

手太阴肺经的经筋，起于手大指之端，沿指上行，结于鱼际之后，行寸口脉外侧。沿臂上行结于肘中，向上经上臂

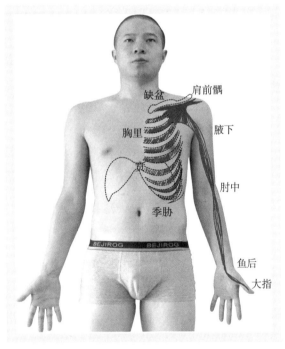

图4-1　手太阴经筋分布示意图

内侧，入腋下，出缺盆（锁骨上窝），结于肩髃前，其上方结于缺盆。自腋下行的结于胸里，散布于膈。与手厥阴经之筋合于膈下，抵于季胁。

二、手太阴经筋病候

手太阴经筋病候，病证名，又名仲冬痹，十二经筋病候之一。

【原文】

手太阴之筋……其病当所过者支转筋，痛甚成息贲，胁急吐血。治在燔针劫刺，以知为数，以痛为输。名曰仲冬痹也。（《灵枢·经筋》）

【译文】

手太阴经的经筋发病，可见本经筋循行结聚的部位掣引、转筋、疼痛，严重者可发展为息贲，症见呼吸急促，气逆喘息，或胁下拘急，吐血。治疗该病时，应采取火针，速刺急出，针刺次数以病愈为度，痛处为穴。这种病证称为仲冬痹。

三、手太阴经筋的筋结点与结筋病灶点

1. 掌指1

位置： 在手掌部，当第1掌指关节拇长屈肌腱鞘处。

局部解剖： 皮肤—皮下组织—拇长屈肌腱鞘、内外侧籽骨—拇长屈肌腱—第1掌指关节。布有指掌侧神经。

主治： 拇长屈肌腱腱鞘炎，弹响指，拇指关节痛，拇指引前臂疼痛。

2. 鱼际次

位置： 在手掌侧，当第1掌骨内侧缘，拇对掌肌，拇收肌抵止处。

局部解剖： 皮肤—皮下组织—拇短展肌—拇对掌肌、拇收肌—第1掌骨。布有指掌侧神经。

主治： 拇内收疼痛，拇指握物无力，拇指引前臂疼痛。

3. 太渊次

位置： 在腕掌侧，当腕横纹桡侧端，桡侧腕屈肌抵止处。

局部解剖： 皮肤—皮下组织—前臂筋膜、腕掌侧横韧带—桡侧腕屈肌—腕关节。布有前臂外侧皮神经、桡神经浅支。外侧有桡动脉、静脉。内侧为桡神经、正中神经。

主治： 腕关节疼痛，腕前臂疼痛，腕无力。

4. 泽前次

位置： 在前臂掌侧面，当桡骨粗隆处。

局部解剖： 皮肤—皮下组织—前臂筋膜—桡侧腕屈肌、肱二头肌肌腱—肱二头肌肌腱下滑液囊、尺桡间滑液囊—桡骨粗隆。布有前臂外侧皮神经。

主治： 前臂疼痛，肩关节疼痛，肘关节疼痛。

5. 尺泽次

位置：在肘屈侧面，当肱二头肌肌腱桡侧，肘横纹上（图4-2）。

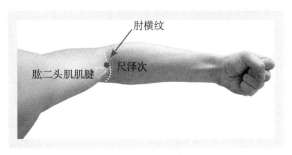

图4-2　尺泽次

局部解剖：皮肤—皮下组织—前臂、肘筋膜—股二头肌肌腱—肘关节囊—肘关节。布有前臂外侧皮神经，深部有桡神经通过。

主治：肘关节疼痛，肘及上臂、肩关节牵引痛。

6. 天府次

位置：在肩部，当肱骨大结节嵴与股骨小结节嵴处。

局部解剖：皮肤—皮下组织—上臂筋膜—三角肌前束、胸大肌、大圆肌、小圆肌—肱骨大结节嵴、肱骨小结节嵴。布有臂内侧皮神经。

主治：肩关节疼痛，胸闷，短气，胸痛。

7. 肩内陵次

位置：在肩前部，当肱骨结节间沟中。

局部解剖：皮肤—皮下组织—上臂筋膜—三角肌—结节间横韧带—肱二头肌长头腱鞘—肱二头肌肌腱—肱骨结节间沟。

主治：肩上举疼痛，肩后伸、外展疼痛。

8. 抬肩次

位置：在肩前部，当肩关节盂上缘处。

局部解剖：皮肤—皮下组织—上臂筋膜—三角肌—肩关节囊—肱二头肌长头关节盂。布有锁骨上皮神经、臂外侧皮神经。

主治：肩关节疼痛，胸闷，胸痛。

9. 中府次

位置：在肩前部，当锁骨中外 1/3 交点下缘，肩胛骨喙突尖端。

局部解剖：皮肤—皮下组织—胸筋膜—胸大肌—胸小肌、喙肱肌、肢二头肌短头—喙突滑液囊—喙突。布有锁骨上神经、肋间神经。内侧为胸腔，内上方为臂丛及锁骨下动静脉。

主治：肩周疼痛，前胸疼痛，胸闷，上肢麻木、无力，上肢外展疼痛。

10. 云门次

位置：在前胸部，当锁骨中外 1/3 主点，锁骨下缘外侧处（图4-3）。

局部解剖：皮肤—皮下组织—胸筋膜—胸大肌—喙锁韧带、喙肩韧带、韧带间滑液囊。布有锁骨中间皮神经、第1肋间神经。内侧为臂丛神经与锁骨下动静脉。深层为胸腔。

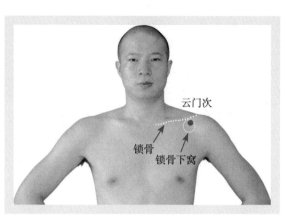

图4-3　云门次

主治：肩周疼痛，胸闷，胸痛。

11. 步廊次

位置：在胸部，当第5胸肋关节处。

局部解剖：皮肤—皮下组织—胸大肌肌腱膜、胸肋辐射韧带—胸肋关节。布有胸5脊神经前皮支。深部为胸腔。

主治：胸痛，心前区痛，胸闷，哮喘。

12. 神封次

位置：在胸部，当第4胸肋关节处。

局部解剖：皮肤—皮下组织—胸大肌肌腱膜、胸肋辐射韧带—胸肋关节。布有胸4脊神经前皮支。深部为胸腔。

主治：胸痛，胸闷，心前区痛，哮喘。

13. 灵墟次

位置：在胸部，当第3胸肋关节处。

局部解剖：皮肤—皮下组织—胸大肌肌腱膜、胸肋辐射韧带—胸肋关节。布有胸3脊神经前皮支。深部为胸腔。

主治：胸痛，胸闷，心前区痛。

14. 神藏次

位置：在胸部，当第2胸肋关节处。

局部解剖：皮肤—皮下组织—胸大肌肌腱膜、胸肋辐射韧带—胸肋关节。布有胸2脊神经前皮支。深部为胸腔。

主治：胸痛，胸闷，心前区痛，哮喘。

15. 彧中次

位置：在胸部，当第1胸肋关节处。

局部解剖：皮肤—皮下组织—胸大肌肌腱膜、胸肋辐射韧带—胸肋关节。布有胸1脊神经前皮支。深部为胸腔。

主治：胸痛，胸闷，咽部异物感。

16. 俞府次

位置：在胸部，当锁骨与胸骨体外缘交界处。

局部解剖：皮肤—皮下组织—胸大肌肌腱膜、胸锁乳突肌胸骨头腱膜—胸锁关节囊。布有胸1脊神经后支。深部为胸腔。

主治：胸痛，胸闷，咽部异物感，颈项疼痛。

第二节　手少阴经筋

一、手少阴经筋的循行与分布

【原文】

手少阴之筋，起于小指之内侧，结于锐骨，上结肘内廉，上入腋，交太阴，挟乳里，结于胸中，循臂[1]，下系于脐。（《灵枢·经筋》）（图4-4）

【注释】

1. 臂：当作贲。意同手心主经筋。张景岳注解。

【译文】

手少阴心经的经筋，起始于手小指的内侧，循小指上行，结聚于掌后小指侧高骨，再向上结聚于肘的内侧，继而上行入腋内，与手太阴经筋相交，走向胸部，伏行于乳内，结聚在胸中，沿膈下行联系脐部。

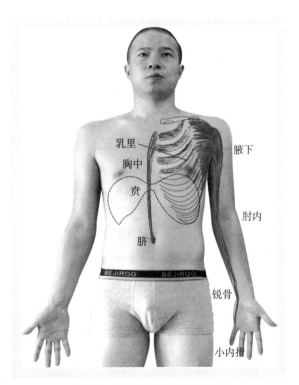

图4-4　手少阴经筋分布示意图

二、手少阴经筋病候

手少阴经筋病候，病证名，又名季冬痹，十二经筋病候之一。

【原文】

手少阴经筋……其病内急心承伏梁，下为肘网。其病当所过者支转筋，筋痛。治在燔针劫刺，以知为数，以痛为输。其成伏梁唾血脓者，死不治。经筋之病，寒则反折筋急，热则筋弛纵不收，阴痿不用。阳急则反折，阴急则俯不伸。焠刺者，刺寒急也，热则筋纵不收，无用燔针。名曰季冬痹也。足之阳明，手之太阳，筋急则口目为僻，眦急不能卒视，治皆如右方也。（《灵枢·经筋》）

【译文】

手少阴心经的经筋发病，可见胸内拘急，心下有积块坚伏，名为伏梁病。上肢的经筋发病，肘部牵引拘急，屈伸不利。总的来说，手少阴经筋发病，可见本经筋所循行或结聚的部位掣引、转筋和疼痛。治疗时应采用燔针，用速刺急出法，针刺次数以病愈为度，以痛处为穴。若病已发展成伏梁而出现吐脓血的，为脏气已损，病情加剧的死证。大凡经筋发病，遇寒则筋脉拘急，遇热则筋脉松弛，甚至出现阳痿不举。背部的筋挛急，则脊背向后反张；腹部的筋挛急，则身体向前弯曲而不能伸直。焠刺是烧针的刺法，它治疗因受寒造成的筋急之病，如果是因热而造成的筋脉弛缓的病证，便不宜采用火针。这类疾病称为季冬痹。足阳明经筋和手太阳经筋拘急，会发生口眼㖞斜；眼角拘急时，不能正常地视物。治疗这些病证，都应采用上述的焠针劫刺法。

三、手少阴经筋的筋结点与结筋病灶点

1. 掌指 5

位置： 在第 5 掌指关节掌侧面。

局部解剖： 皮肤—皮下组织—掌筋膜—第 5 指屈肌肌腱鞘—第 5 指短屈肌肌腱、第 5 指长屈肌肌腱。布有尺神经掌支。

主治： 第 5 掌指关节疼痛，腱鞘炎。

2. 神门次

位置： 在腕部掌侧，腕横纹尺侧端，尺侧腕屈肌于腕骨的抵止处（图 4-5）。

局部解剖： 皮肤—皮下组织—前臂筋膜、掌侧腕横韧

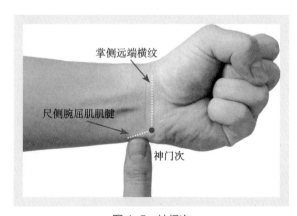

掌侧远端横纹

尺侧腕屈肌肌腱

神门次

图 4-5　神门次

带—尺侧腕屈肌腱、尺神经、尺动脉、尺静脉。布有尺神经掌支。

主治：腕关节疼痛，腕无力，手指麻木，指腕异样感。

3. 少海次

位置：在肘部屈面，肘横纹尺侧端。

局部解剖：皮肤—皮下组织—肘筋膜—肱二头肌肌腱膜—旋前圆肌、肱肌。布有前臂内侧皮神经。深层为肘关节囊。

主治：肘关节疼痛，前臂疼痛。

4. 肱骨内髁

位置：在肘部屈面，正当肱骨内上髁处。

局部解剖：皮肤—皮下组织—肘筋膜—尺侧腕屈肌、掌长肌、桡侧腕屈肌、指总屈肌、旋前圆肌、肘肌等诸肌肌腱—肱骨内上髁。

主治：肘关节疼痛，书写肘痛，屈腕疼痛。

5. 青灵次

位置：在上臂尺侧中部，当肱二头肌、肱三头肌肌间沟中。

局部解剖：皮肤—皮下组织—上臂筋膜—上臂内侧肌间沟、肱二头肌、肱三头肌—正中神经、尺神经、肱动脉、肱静脉。深部为肱骨。布有臂内侧皮神经。

主治：肩臂疼痛，臂肘前臂疼痛、异样感，前臂无力、麻木。

6. 极泉次

位置：在腋窝顶部，当腋动脉搏动处。

局部解剖：皮肤—皮下组织—腋窝筋膜—胸小肌、臂丛、腋动静脉、肩胛下肌、肱二头肌—肱骨。内侧为胸腔。布有臂内侧皮神经。

主治：肩关节疼痛，颈肩臂麻木、疼痛、无力，手指及腕臂异样感。

第三节　手心主（厥阴）经筋

一、手心主（厥阴）经筋的循行与分布

【原文】

手心主之筋，起于中指，与太阴之筋并行，结于肘内廉[1]；上臂阴，结腋下；下散前后挟胁。其支者，入腋，散胸中，结于臂[2]。(《灵枢·经筋》)（图4-6）

【注释】

1. 肘内廉：手肘内侧面。

2. 结于臂：臂应作"贲"，贲为膈，意为结聚于膈部。

【译文】

手厥阴心包经的经筋，起始于手中指端，沿指上行，经过手掌与手太阴经筋并行，结聚于肘的内侧，向上行经过肘的内侧而结聚于腋下，从腋下前后布散，挟两胁分布；其分支，入于腋下，散布于胸中，结聚于膈部。

二、手心主（厥阴）经筋病候

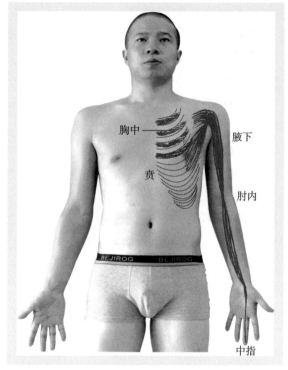

图 4-6　手心主（厥阴）经筋分布示意图

手心主（厥阴）经筋病候，病证名，又名孟冬痹，十二经筋病候之一。

【原文】

手心主之筋……当所过者支转筋，前及胸痛、息贲。治在燔针劫刺，以知为数，以痛为输。名曰孟冬痹也。（《灵枢·经筋》）

【译文】

手厥阴心包经的经筋发病，可见本经筋所循行、结聚的部位僵滞不适，掣引、转筋，以及胸痛或成息贲（气息急迫之症），出现呼吸急促、上逆喘息的病状。治疗时应采用燔针（火针），用速刺疾出法，针刺次数以病愈为度，以痛处为穴。这种病就叫孟冬痹。

三、手心主（厥阴）经筋的筋结点与结筋病灶点

1. 掌指 2～4

位置： 在手掌面，当第 2～4 各掌指关节掌侧面处，一侧手掌 3 穴。

局部解剖： 皮肤—皮下组织—掌筋膜—指屈肌腱鞘—指屈肌肌腱—掌指关节囊—掌指关节。布有指掌固有神经。

主治：掌指关节疼痛，屈指肌腱腱鞘炎，弹响指。

2. 大陵次

位置：在腕掌侧面，当腕横纹中点处。

局部解剖：皮肤—皮下组织—掌侧腕横韧带—掌长肌肌腱，指屈长、短肌肌腱，正中神经—桡侧腕屈肌肌腱、腕关节。布有正中神经掌支。

主治：腕关节疼痛，腕痛引指痛，手指麻木。

3. 臂中次

位置：在前臂屈面中点，当旋前圆肌下缘处。

局部解剖：皮肤—皮下组织—前臂筋膜—桡侧腕屈肌、掌长肌、指总屈肌—旋前圆肌、正中神经、桡动脉、桡静脉。布有前臂外侧皮神经。

主治：前臂疼痛，前臂旋转疼痛。

4. 泽下次

位置：在肘部屈面，当尺桡骨间，中上 1/3 处。

局部解剖：皮肤—皮下组织—前臂筋膜—指长屈肌、肱肌、旋前圆肌—尺骨。深部有前臂动脉、静脉，正中神经。布有前臂皮神经。

主治：前臂疼痛，肘疼痛，前臂腕指麻木。

5. 曲泽次

位置：在肘部，当肘横纹中，肱二头肌肌腱尺侧缘（图4-7）。

局部解剖：皮肤—皮下组织—肘筋膜—肱二头肌肌腱、肱动脉、肱静脉、正中神经—肘关节。布有肌皮神经、前臂内侧皮神经。深部为肘关节。

主治：肘关节疼痛。

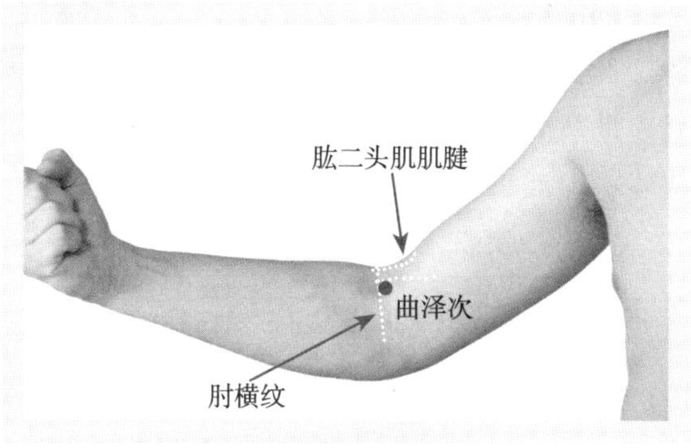

图 4-7 曲泽次

6. 肱中次

位置：在上臂部，当肱骨屈面中点处。

局部解剖：皮肤—皮下组织—上臂筋膜—肱二头肌—肱肌、喙肱肌—肱骨。布有臂内侧皮神经。深部为肘关节。

主治：上臂疼痛，肩痛连肘，肘痛连腕。

7. 举肩次

位置：在腋前部，当喙肱肌肌腹处。

局部解剖：皮肤—皮下组织—臂筋膜—喙肱肌—肩胛下肌肌腱及滑液囊—肱骨。布有上臂内侧皮神经，内侧有腋动脉、腋静脉、正中神经通过。

主治：肩关节痛，肩及肘关节牵扯痛，肩后伸疼痛。

8.屋翳次

位置：在胸部，当第3肋与肋软骨结合处。

局部解剖：皮肤—皮下组织—胸大肌—胸小肌——第3肋骨、肋软骨。布有胸2脊神经皮支。深部为胸腔。

主治：胸痛，胸闷，颈肩痛，手麻木、无力。

9.膺窗次

位置：在胸部，当第4肋与肋软骨结合处。

局部解剖：皮肤—皮下组织—胸大肌—胸小肌—第4肋骨。布有胸3脊神经前皮支。深部为胸腔。

主治：胸痛，胸闷，颈肩疼痛，上肢麻木、无力。

10.乳根次

位置：在胸部，当第5肋与肋软骨结合处（图4-8）。

局部解剖：皮肤—皮下组织—胸大肌—胸小肌—第5肋骨、肋软骨。布有胸5脊神经皮支。深部为胸腔。

主治：胸痛，腹痛，心前区疼痛，颈肩疼痛。

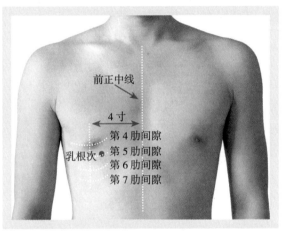

图4-8　乳根次

第四节　手阳明经筋

一、手阳明经筋的循行与分布

【原文】

手阳明经筋，起于大指次指之端，结于腕，上循臂，上结于肘外，上臑，结于髃。其支者，绕肩胛，挟脊。直者，从肩髃上颈。其支者，上颊，结于頄[1]。直者，上出手太阳之前，上左角[2]，络头，下右颔[3]。（《灵枢·经筋》）（图4-9）

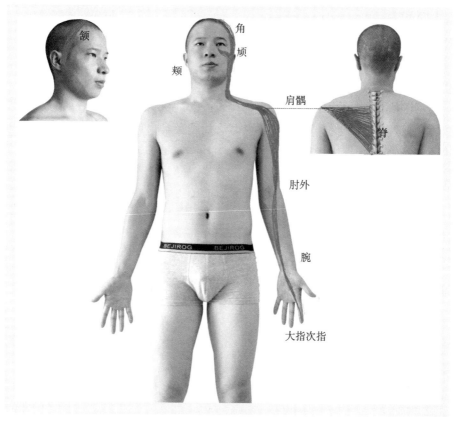

图 4-9　手阳明经筋分布示意图

【注释】

1. 頄：音求，颧部。《针灸甲乙经》《太素》作"頯"，杨注："鼻形，谓之頯也。"頯，原意指鼻流清涕，作为部位名，解释为鼻旁。

2. 角：额角，额骨结节部。

3. 颔：此指颞颌关节部。

【译文】

手阳明大肠经的经筋，起始于食指桡侧端，结于腕背部，向上沿前臂，结于肘外侧，上经上臂外侧，结于肩峰部。分支绕肩胛部，挟脊柱两旁。直行的从肩峰部上颈。分支上向面颊，结于鼻旁颧部。直行的走手太阳经筋前方，上额角，散络头部，下向对侧颔部。

二、手阳明经筋病候

手阳明经筋病候，病证名，又名孟夏痹，十二经筋病候之一。

【原文】

手阳明经筋……其病当所过者支痛及转筋，肩不举，颈不可左右视。治在燔针劫刺，以知为数，以痛为输。名曰孟夏痹也。(《灵枢·经筋》)

【译文】

手阳明经的经筋发生的病证，在其循行的部位上，牵引疼痛抽筋，肩不能上举，颈部旋转不利，不能左右环视。治疗用火针，用快速的手法，以病见效为针刺次数的限度，以病部痛点为腧穴。这种病称为孟夏痹。

三、手阳明经筋的筋结点与结筋病灶点

1. 阳溪次

位置：在腕背侧，当腕横纹桡侧端（图 4-10）。

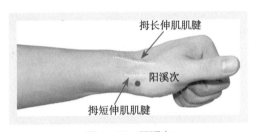

图 4-10　阳溪次

局部解剖：皮肤—皮下组织—前臂筋膜—桡侧腕副韧带—拇指展肌、拇短伸肌肌腱—腕关节。

主治：腕部疼痛、无力。

2. 列缺次

位置：在腕背侧，当桡骨茎突凹陷中。

局部解剖：皮肤—皮下组织—前臂筋膜—拇短伸肌肌腱、拇指展肌腱腱鞘、拇指伸肌、拇指展肌肌腱—桡骨茎突。布有前臂外侧皮神经、桡神经背侧支。

主治：腕部疼痛，腕痛引前臂及拇指疼痛，腕无力。

3. 手三里次

位置：在前臂桡侧，当指总伸肌与旋后肌交界处（图 4-11）。

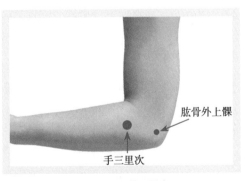

图 4-11　手三里次

局部解剖：皮肤—皮下组织—前臂筋膜—桡侧腕长、短伸肌—指总伸肌—旋后肌腱弓—桡骨。有桡神经深支通过。布有前臂皮神经。

主治：前臂疼痛，前臂及指腕疼痛，肘关节疼痛，肩关节疼痛。

4. 肱骨外髁

位置：在肘部，正当肱骨外上髁处（图 4-12）。

局部解剖： 皮肤—皮下组织—肘筋膜—桡侧腕长伸肌、肘肌、桡侧腕长、短伸肌—肱骨外上髁。布有前臂皮神经。

主治： 前臂疼痛，肘关节疼痛，上肢无力。

5. 肩髃次

位置： 在肩部，肩峰前方锁骨外端三角肌前束抵止处。

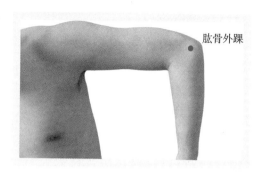

图 4-12　肱骨外髁

局部解剖： 皮肤—皮下组织—臂筋膜—三角前、中束—肩关节。布有前臂外侧皮神经。

主治： 肩周疼痛，胸闷。

6. 巨骨次

位置： 在肩部，当肩锁关节处。

局部解剖： 皮肤—皮下组织—胸筋膜—肩锁关节囊—肩锁关节。布有锁骨上皮神经。

主治： 肩关节疼痛，胸痛，胸闷。

7. 肩胛上

位置： 在肩部，当肩胛骨上缘，喙突与肩胛内角之间。

局部解剖： 皮肤—皮下组织—肩胛上筋膜—斜方肌—肩胛上横韧带—肩胛上神经—肩胛骨上缘。布有锁骨上皮神经。上方为胸腔。

主治： 肩周疼痛，肩胛区疼痛，颈项疼痛。

8. 秉风次

位置： 在肩背部，正当冈上窝中（图 4-13）。

局部解剖： 皮肤—皮下组织—肩胛上筋膜—冈上肌—肩胛骨。布有锁骨上神经。

主治： 肩周疼痛，肩外展痛，颈肩疼痛。

9. 曲垣次

位置： 在肩部，当肩胛骨

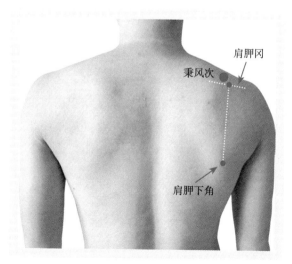

图 4-13　秉风次

冈上窝内缘处。

局部解剖：皮肤—皮下组织—肩胛上筋膜—冈上肌起始部—肩胛上窝。布有胸神经皮支。

主治：肩周疼痛，肩外展疼痛，颈肩疼痛。

10. 肩井次

位置：在颈根部，当肩胛内上角直上，斜方肌上束与肩胛提肌交界处（图4-14）。

局部解剖：皮肤—皮下组织—颈筋膜—斜方肌—肩胛提肌—颈椎。布有锁骨上皮神经、颈神经皮支。前内侧为胸腔，有椎动脉、颈总动脉通过。

主治：颈肩疼痛，胸闷，头晕，头痛，肩背疼痛。

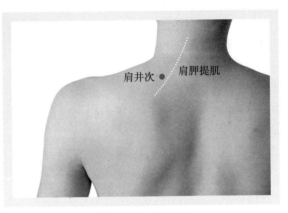

图4-14　肩井次

第五节　手太阳经筋

一、手太阳经筋的循行与分布

【原文】

手太阳之筋，起于小指之上，结于腕，上循臂内廉，结于肘内锐骨[1]之后，弹之应小指之上，入结于腋下。其支者，后走腋后廉，上绕肩胛，循颈；出走太阳之前，结于耳后完骨。其支者，入耳中。直者，出耳上，下结于颔，上属目外眦。本支者上曲牙，循耳前，属目外眦，上颌，结于角[2]。（《灵枢·经筋》）（图4-15）

【注释】

1. 肘内锐骨：肱骨内上髁。

2.《灵枢经语释》认为本句疑系衍文。

【译文】

手太阳小肠经的经筋，起始于手小指的上部，结聚于手腕，沿前臂内侧上行，结聚于肘内高骨的后边。如果用手指弹拨此处的筋，酸麻的感觉能传导到小指上，再上行入结于腋下；其分支，向后行至腋窝后缘，上绕肩胛，沿颈部行于足太阳经筋前面，结聚在耳后的完骨。由此又分出一条支筋，进入耳中。它的直行部分，从耳出，上行，又向下结聚于颔部，再折上行，联属外眼角。

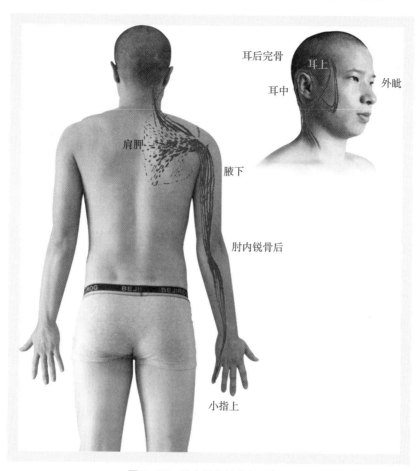

图 4-15　手太阳经筋分布示意图

二、手太阳经筋病候

手太阳经筋病候，病证名，又名仲夏痹，十二经筋病候之一。

【原文】

手太阳之筋，其病小指支，肘内锐骨后廉痛，循臂阴，入腋下，腋下痛，腋后廉痛，绕肩胛引颈而痛，应耳中鸣、痛引颔，目瞑良久乃得视，颈筋急，则为筋瘘颈肿。寒热在颈者，治在燔针劫刺之，以知为数，以痛为输。其为肿者，复而锐之。本支者，上曲牙，循耳前，属目外眦，上颌，结于角，其痛当所过者支转筋。治在燔针劫刺，以知为数，以痛为输。名曰仲夏痹也。（《灵枢·经筋》）

【译文】

手太阳经的经筋发病，可见手小指掣引肘内高骨后缘疼痛，沿手臂侧至腋下及腋下后侧的部位，都感到疼痛，环绕肩胛并牵引至颈部也发生疼痛，并出现耳中鸣响疼痛，同时牵引颌部、眼部，眼睛闭合后，须经过较长时间，才能看清物体，恢复视力。颈筋拘急时，可发生筋瘘、颈肿等证；寒热发生于颈部的，应采用燔针，以速刺急出的方法针刺，刺的次数以病愈为度，以痛处为穴。刺后颈肿不消退的，再改用锐利的针刺治。这种疾病称为仲夏痹。

三、手太阳经筋的筋结点与结筋病灶点

1.腕骨次

位置：在手掌侧，腕豌豆骨、钩状骨间。

局部解剖：皮肤—皮下组织—掌筋膜—小鱼际肌、豆钩韧带、腕掌侧韧带、尺动静脉及神经支—豌豆骨、钩状骨。布有尺神经掌支。

主治：腕关节疼痛，腕指疼痛，手指麻木、异样感，小鱼际萎缩、无力。

2.阳谷次

位置：在手腕尺侧部，当尺骨茎突隆起处（图4-16）。

局部解削：皮肤—皮下组织—前臂筋膜—腕背侧韧带—尺侧腕伸肌—尺侧副韧带—腕关节。布有尺神经背支。

主治：腕关节疼痛，腕无力。

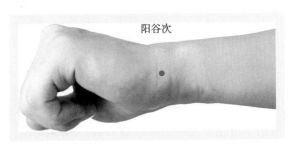

图4-16　阳谷次

3.小海次

位置：在肘尖侧，当肘尖与肱骨内上髁之间。

局部解剖：皮肤—皮下组织—前臂筋膜—尺神经沟—肘关节。布有内侧皮神经。尺神经沟中有尺神经通过。

主治：肘关节疼痛，前臂疼痛、麻痹、无力、异样感。

4.肩贞次

位置：在腋后部，当大小圆肌与肱三头肌长头交错处（图4-17）。

局部解剖：皮肤—皮下组织—臂筋膜—大圆肌、小圆肌、肱三头肌、背阔肌及滑液囊。布有臂外侧皮神经。深层外侧有桡神经通过。

主治：肩臂部疼痛，肩上举后伸疼痛，腰背疼痛。

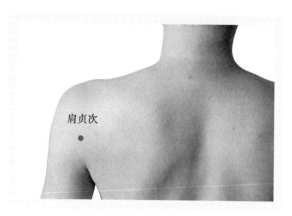

图4-17　肩贞次

5.臑俞次

位置：在肩后部，当肩胛骨外侧、肩关节盂下缘（图4-18）。

局部解剖：皮肤—皮下组织—臂筋膜—三角肌后束—肱三头肌长头—肩胛骨。布有臂外侧皮神经。

主治：肘关节疼痛，肘及上臂、肩关节牵引痛。

6.肩痛点次

位置：在肩背部，当肩胛骨腋缘上方。

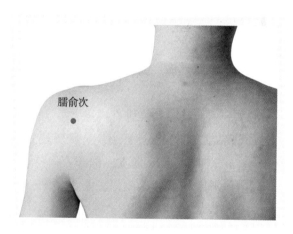

图4-18　臑俞次

局部解剖：皮肤—皮下组织—肩胛上筋膜—背阔肌—冈下肌、小圆肌—肩胛骨。布有胸神经皮支。深层为胸腔。

主治：肩周疼痛。

7.下肩痛点次

位置：在肩背部，当肩胛骨外侧缘下方。

局部解剖：皮肤—皮下组织—肩胛上筋膜—冈下肌、大圆肌—肩胛骨。布有胸神经皮支。深层为胸腔。

主治：肩周疼痛。

8. 银口次

位置： 在肩背部，当肩胛骨下角处。

局部解剖： 皮肤—皮下组织—胸背筋膜—背阔肌及滑液囊—肩胛骨。布有胸神经皮支。深层为胸腔。

主治： 肩背疼痛，胸痛。

9. 膈关次

位置： 在背部，当肩胛骨脊柱缘平第 7 肋处。

局部解剖： 皮肤—皮下组织—胸背筋膜—斜方肌—大菱形肌—肩胛骨。布有胸神经皮支。

主治： 肩前疼痛，胸闷，胸痛。

10. 譩譆次

位置： 在背部，当肩胛骨脊柱缘平第 6 肋处。

局部解剖： 皮肤—皮下组织—胸背筋膜—斜方肌—菱形肌—肩胛骨。布有胸第 5、6 脊神经后支、肌支。深部为胸腔。

主治： 胸背疼痛，胸闷，心悸，肩背疼痛。

11. 神堂次

位置： 在背部，当肩胛脊柱缘平第 5 肋处。

局部解剖： 皮肤—皮下组织—胸腰筋膜—斜方肌—菱形肌—肩胛骨。布有胸第 4、5 脊神经后支、肌支。深部为胸腔。

主治： 胸背疼痛，胸闷，心悸。

12. 膏肓次

位置： 在背部，当肩胛脊柱缘平第 4 肋处。

局部解剖： 皮肤—皮下组织—胸背筋膜—斜方肌—菱形肌—肩胛骨。布有胸第 3、4 脊神经后支、肌支。深部为胸腔。

主治： 胸背部疼痛，肩背疼痛，颈肩上肢疼痛，胸闷，哮喘。

13. 魄户次

位置： 在背部，当肩胛骨脊柱缘平第 3 肋处。

局部解剖： 皮肤—皮下组织—胸腰筋膜—斜方肌—后上锯肌、菱形肌—肩胛骨。布有胸第 2、3 脊神经后支、肌支。深部为胸腔。

主治： 胸背部疼痛，肩背疼痛，颈肩上肢疼痛，胸闷，哮喘。

14. 附分次

位置： 在背部，当肩胛脊柱缘平第 2 肋处。

局部解剖： 皮肤—皮下组织—胸腰筋膜—斜方肌—后上锯肌、菱形肌—肩胛骨。布有胸第 1、2 脊神经后支、肌支。深部为胸腔。

　　主治：胸背部疼痛，颈项疼痛，哮喘，心悸。

第六节　手少阳经筋

一、手少阳经筋的循行与分布

【原文】

　　手少阳之筋，起于小指次指之端，结于腕，上循臂，结于肘，上绕臑外廉、上肩、走颈，合手太阳；其支者，当曲颊，入系舌本；其支者，上曲牙，循耳前，属目外上眦，上乘颔[1]，结于角[2]。(《灵枢·经筋》)（图 4-19）

【注释】

　　1.上承颔：颔，当作"额"。

　　2.结于角：结于额之上角也。

【译文】

　　手少阳三焦经的经筋，起于无名指端，结聚于腕部，沿臂上行后结聚于肘部，又经上臂外侧上肩、颈，与手太阳的经筋相合。其分支从下颌角部进入，联系于舌根；一支上下颌关节，沿耳前，连接目外眦，上达颞部，结聚于额角。

二、手少阳经筋病候

　　手少阳经筋病候，病证名，又名季夏痹，十二经筋病候之一。

【原文】

　　手少阳之筋……其病当所过者即支转筋，舌卷。治在燔针劫刺，以知为数，以痛为输。名曰季夏痹也。(《灵枢·经筋》)

【译文】

　　手少阳经的经筋发病，可见本经的经筋循行部位发生掣引、转筋和舌体卷

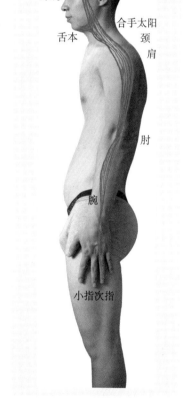

图 4-19　手少阳经筋分布示意图

曲的现象。治疗时，应采用火针，采用速刺急出法，针刺的次数以病愈为度，以痛处为穴。这种病称为季夏痹。

三、手少阳经筋的筋结点与结筋病灶点

1.阳池次

位置： 在腕背侧，当腕背侧横纹中点处（图4-20）。

局部解剖： 皮肤—皮下组织—腕背伸横韧带—伸指肌腱鞘—指总伸肌肌腱—腕关节。布有前臂皮神经。

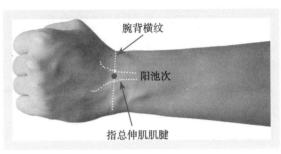

图4-20　阳池次

主治： 腕关节疼痛。

2.四渎次

位置： 在前臂背侧，当尺桡骨间，前臂旋后肌与指伸肌交界处。

局部解剖： 皮肤—皮下组织—臂筋膜—指伸肌、肘肌—旋后肌。布有前臂后皮神经。

主治： 前臂疼痛，手麻痹、无力。

3.肘尖次

位置： 在肘部，正当尺骨鹰嘴处。

局部解剖： 皮肤—皮下组织—皮下滑液囊—肘筋膜—肱三头肌肌腱—尺骨鹰嘴。布有臂后侧皮神经。

主治： 肘部疼痛。

4.天井次

位置： 在肘部，当尺骨鹰嘴上缘处。

局部解剖： 皮肤—皮下组织—臂筋膜—肱三头肌肌腱—腱间滑液囊—肱三头肌肌腱—腱下滑液囊—肱骨。布有臂后侧皮神经。

主治： 前臂疼痛，肩关节疼痛，肘关节疼痛。

5.消烁次

位置： 在上臂外侧，当三角肌止点前。

局部解剖： 皮肤—皮下组织—臂筋膜—三角肌、肱三头肌肌腱—三角肌肌腱下滑液囊、桡神经沟—肱骨。布有臂后侧皮神经。其下有桡神经干通过。

主治： 上臂疼痛，手麻痛，肩周疼痛，颈肩疼痛。

6. 臑会次

位置: 在臂外侧, 当三角肌后束下份处。

局部解剖: 皮肤—皮下组织—臂筋膜—三角肌后束、肱三头肌—肩胛骨。布有臂后侧皮神经。其下方有桡神经干通过。

主治: 上臂疼痛, 肩周疼痛, 颈肩疼痛。

7. 肩髎次

位置: 在肩后侧, 当三角肌后束于肩胛冈抵止处（图 4-21）。

局部解剖: 皮肤—皮下组织—肩周筋膜—三角肌中束、后束—肩胛冈。布有锁骨上外侧神经。深层为肩关节囊。

主治: 肩周疼痛, 肩功能障碍, 颈肩疼痛。

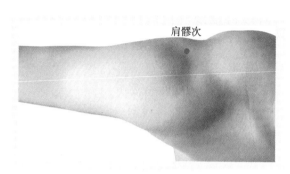

图 4-21　肩髎次

8. 肩峰

位置: 在肩外侧, 当肩峰端处。

局部解剖: 皮肤—皮下组织—皮下滑液囊—肩周筋膜—三角肌中束—肩峰下滑液囊—冈上肌肌腱—肩关节。布有锁骨上外侧神经。

主治: 肩关节疼痛, 肩外展痛, 颈肩疼痛, 肩背疼。

9. 冈外

位置: 在肩后侧, 当肩胛冈外份下缘处。

局部解剖: 皮肤—皮下组织—皮下滑液囊—肩周筋膜—肩胛下横韧带—肩胛上神经、血管—肩胛骨。布有肩胛上及上臂后外侧皮神经。

主治: 肩周疼痛, 肩背疼痛, 颈项疼痛。

10. 天宗次

位置: 在肩背部, 正当冈下窝中（图 4-22）。

局部解剖: 皮肤—皮下组织—胸腰筋膜—冈下肌—肩胛骨。布有胸神经背侧支。

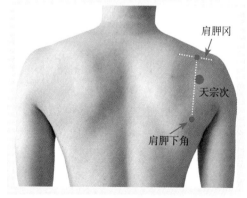

图 4-22　天宗次

主治：肩周疼痛，肩背疼痛，颈肩上肢麻木、疼痛。

11. 肩胛冈

位置：在肩后侧，当肩胛骨肩胛冈上（图4-22）。

局部解剖：皮肤—皮下组织—斜方肌—斜方肌下滑液囊—肩胛冈。布有胸椎2、3脊神经后支。

主治：颈肩疼痛，肩臂疼痛。

12. 天髎次

位置：在背部，当肩胛内上角处（图4-23）。

局部解剖：皮肤—皮下组织—斜方肌—肩胛提肌—肩胛骨。深部为胸腔。布有脊神经胸1、2后支。

主治：肩周疼痛，颈项疼痛，颈肩上肢麻木、疼痛，胸闷，头痛，头晕。

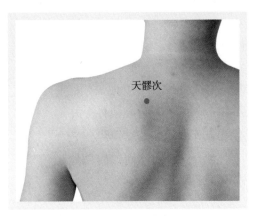

图4-23　天髎次

13. 颈横突1～7

位置：在颈部，当颈椎1～7横突顶端处（图4-24）。

局部解剖：皮肤—皮下组织—斜方肌、肩胛提肌—头夹肌、颈夹肌—颈椎横突—前、后、中斜角肌。布有颈1～7脊神经后支。深部为颈神经根和臂丛神经。

主治：颈肩疼痛，肩臂手指麻木，上肢异样感，鱼际肌萎缩。

14. 缺盆上

位置：在颈部，当锁骨上窝内，胸锁乳突肌锁骨头后缘处。

局部解剖：皮肤—皮下组织—颈阔肌及颈筋膜—胸锁乳突肌，前、中、后斜角肌，臂丛神经。布有颈横神经。颈根深部为胸膜及胸腔、肺尖。

主治：颈肩疼痛，上肢及手指麻木，上肢及肌肉无力、萎缩。

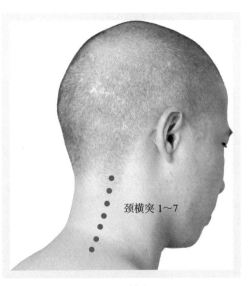

图4-24　颈横突1～7

15. 颅息次

位置： 在头部，当乳突上外缘处。

局部解剖： 皮肤—皮下组织—耳后肌、耳大神经、面神经枕支—乳突。布有三叉神经皮支。

主治： 头痛，耳鸣，耳聋，眩晕。

16. 角孙次

位置： 在侧头部，当耳郭上方根部。

局部解剖： 皮肤—皮下组织—耳上肌、颞筋膜—颞肌。布有耳郭神经分支，颞浅动静脉前支。深部是颅骨。

主治： 头痛，耳鸣，耳聋，头晕。

17. 和髎次

位置： 在侧头部，当耳前鬓发后缘处。

局部解剖： 皮肤—皮下组织—颞筋膜—耳前肌。布有耳颞神经、面神经。

主治： 偏头痛，耳鸣，耳聋。

18. 太阳次

位置： 在侧头部，当颞窝凹陷处。

局部解剖： 皮肤—皮下组织—颞筋膜—颞肌—颅骨人字缝、冠状缝、鳞缝交汇处。布有耳颞神经、颧面神经。

主治： 偏头痛，视力疲劳。

第七节　足太阴经筋

一、足太阴经筋的循行与分布

【原文】

足太阴之筋，起于大指之端内侧，上结于内踝。其直者，络于膝内辅骨[1]，上循阴股[2]，结于髀，聚于阴器，上腹结于脐，循腹里，结于肋，散于胸中。其内者，着于脊。（《灵枢·经筋》）（图 4-25）

【注释】

1. 辅骨：腓骨。

2. 阴股：大腿内侧。

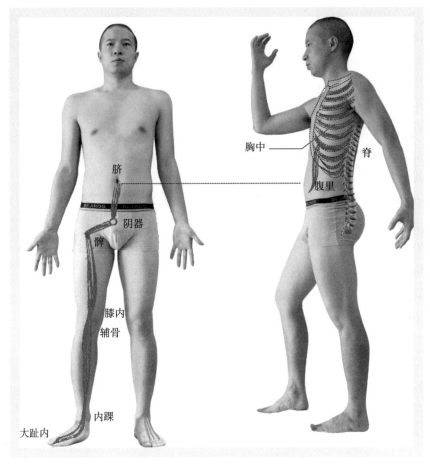

图 4-25 足太阴经筋分布示意图

【译文】

足太阴脾经的经筋，起于足大趾趾端的内侧，上行结聚于内踝。其直行的支线，向上结聚于膝内的腓骨，沿大腿内侧上行，结聚于髀部，继而结聚在前阴，再上行至腹部，结聚于脐部，沿腹内上行，然后结于两胁，散布于胸中。其行于内侧的一支附着于脊柱两旁。

二、足太阴经筋病候

足太阴经筋病候，病证名，又名孟秋痹，十二经筋病候之一。

【原文】

足太阴之筋……其病足大指支内踝痛，转筋痛，膝内辅骨痛，阴股引髀而痛，阴器纽痛，上引脐两胁痛，引膺中脊内痛。治在燔针劫刺，以知为数，以

痛为输。命曰孟秋痹也。(《灵枢·经筋》)

【译文】

足太阴经的经筋发病，可见足大趾牵引内踝作痛，转筋，膝内辅骨疼，股内侧牵引至髀部作痛，阴器像扭转一样拘紧疼痛，并向上牵引脐部及两胁作痛，进而牵引胸及脊内作痛。治疗本病应采取燔针，用速刺疾出法，针刺的次数以病愈为度，以痛处为针刺的穴位。这种病证称为孟秋痹。

三、足太阴经筋的筋结点与结筋病灶点

1. 大都次

位置： 在足内侧，第 1 跖趾关节内侧面处。

局部解剖： 皮肤—皮下组织—皮下滑液囊—第 1 跖趾关节囊—跖趾关节。布有足内侧皮神经、隐神经支。

主治： 足趾疼痛，踝关节疼痛。

2. 公孙次

位置： 在足内侧，当第 1 跖楔关节处。

局部解剖： 皮肤—皮下组织—趾展肌—胫骨前肌及滑液囊—第 1 跖骨。布有足内侧皮神经、隐神经支。

主治： 足趾疼痛，踝关节疼痛。

3. 公孙上

位置： 在足内侧，当第 1 楔骨背侧面处。

局部解剖： 皮肤—皮下组织—腓骨肌下支持带—趾展肌—胫骨前肌—胫骨前肌滑液囊。布有足内侧皮神经、隐神经支，深部为楔骨。

主治： 足趾疼痛，足心疼痛，小腿疼痛，膝关节疼痛。

4. 商丘次

位置： 在踝部，当踝背侧横纹内侧端，胫骨前肌与伸肌支持带相交处。

局部解剖： 皮肤—皮下组织—伸肌上支持带—胫骨前肌腱鞘—胫骨前肌肌腱—距骨。布有隐神经。

主治： 踝关节疼痛，膝关节疼痛，足内侧弓疼痛。

5. 阴陵上

位置： 在小腿内侧面，当胫骨内髁内侧面，平胫骨结节处（图 4-26）。

局部解剖： 皮肤—皮下组织—小腿筋膜—鹅掌—鹅掌滑液囊—胫骨。布有隐神经、小腿内侧皮神经。

主治：膝关节疼痛，小腿疼痛，踝关节疼痛，腰痛。

6.箕门次

位置：在股内侧，缝匠肌下 1/4 与 3/4 交点处。

局部解剖：皮肤—皮下组织—股筋膜—缝匠肌、股内侧肌、大收肌腱板—收肌管下腱裂孔—股动脉、股静脉、隐神经—股骨。布有股神经浅皮支、隐神经。

主治：大腿疼痛，小腿麻木，膝关节疼痛，鼠溪部疼痛。

7.五枢次

位置：在侧腹部，正当髂前上棘内缘处。

局部解剖：皮肤—皮下组织—腹筋膜、腹股沟韧带、阔筋膜张肌腱膜、缝匠肌腱膜。内侧有股外侧皮神经干通过，布有髂腹股沟神经支。

主治：腰痛，髋股疼痛，股外侧麻木、异常感。

8.髀关次

位置：在股内侧部，当股骨小转子上缘处（图 4-27）。

局部解剖：皮肤—皮下组织—股筋膜—缝匠肌、股直肌、股中间肌—髂腰肌—髂腰肌腱下滑液囊—股骨小转子。布有股外侧皮神经、股神经皮支、股支。内侧为股神经与股动静脉。

主治：大腿疼痛，髋关节外展疼痛，膝关节疼痛，鼠溪部疼痛，

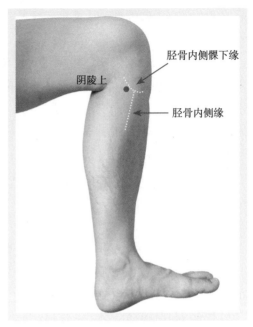

图 4-26　阴陵上

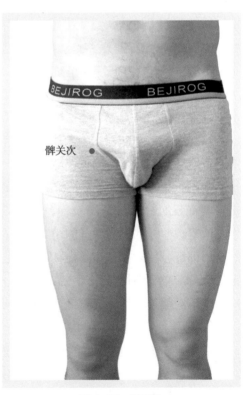

图 4-27　髀关次

腰痛，腰腹痛，下肢麻痹、无力，月经痛。

9. 府舍次

位置： 在下腹部，当腹股沟外侧。

局部解剖： 皮肤—皮下组织—腹股沟韧带—股神经、髂腰肌—髂骨。上方为腹腔，布有髂腹股沟神经、髂腹下神经。

主治： 髋股疼痛，下肢无力，腹痛、腹胀，腰痛，膝周疼痛，月经不调，性功能障碍，股外侧麻木，尿频尿急，大便异常。

第八节　足少阴经筋

一、足少阴经筋的循行与分布

【原文】

足少阴之筋，起于小指之下，并足太阴之筋，邪走内踝之下，结于踵[1]；与太阳之筋合而上结于内辅之下；并太阴之筋而上，循阴股，结于阴器，循脊内，挟膂[2]，上至项，结于枕骨，与足太阳之筋合。（《灵枢·经筋》）（图4-28）

【注释】

1. 踵：脚后跟。

2. 循脊内，挟膂：《甲乙经》作循膂内挟脊。

【译文】

足少阴肾经的经筋，起于足小趾之下，入足心部，同足太阴筋一并斜上结于内踝下方，并结于足跟部，与足太阳经筋会合，向上结于胫骨内侧髁下方，同足太阳经筋一起上行，沿着大腿内侧，结于阴部，并沿脊柱两侧肌肉上行，到达颈项，并结于枕骨，与足太阳经筋会合。

二、足少阴经筋病候

足少阴经筋病候，病证名，又名仲秋痹，十二经筋病候之一。

【原文】

足少阴之筋……其病足下转筋，及所过而结者皆痛及转筋。病在此者，主痫瘈及痉，在外者不能俯，在内者不能仰。故阳病者腰反折不能俯，阴病者不能仰。治在燔针劫刺，以知为数，以痛为输。在内者熨引饮药。此筋折纽，纽

发数甚者死不治，名曰仲秋痹也。(《灵枢·经筋》)

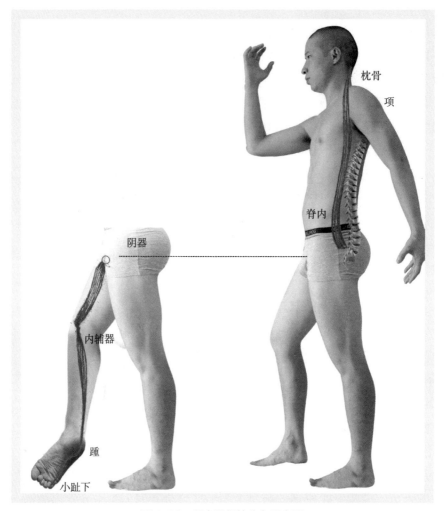

图4-28 足少阴经筋分布示意图

【译文】

足少阴经的经筋发病，可见足底转筋，经筋所经过和所聚集部位有疼痛和转筋等，病在足少阴经筋还有癫痫、抽搐和项背反张，病在背侧的不可以前俯，病在前面胸腹的不能后仰。背为阳，俯为阴，故阳筋病则腰背向后反折，不可以前俯；阴筋病则不能后仰。治疗这种病应采用燔针，用速刺急出法，针刺的次数以病愈为度，以痛处为针刺的穴位。病在胸腹内不宜针刺的，可熨贴患处，加以按摩导引以舒筋脉，并饮用汤药以养血。若本经的经筋反折纠结，而且发作次数频繁，病情很重的，往往是不治之症。这种病称为仲秋痹。

三、足少阴经筋的筋结点与结筋病灶点

1. 跖趾 1～5

位置： 在足底部，当第 1～5 跖趾关节处。

局部解剖： 皮肤—皮下组织—皮下脂肪垫、蚓状肌滑液囊—跖趾关节囊—跖趾关节。布有足底固有神经。

主治： 足前部疼痛，踝关节疼痛。

2. 涌泉次

位置： 在足底部，当第 2、3 跖趾关节间后方凹陷处。

局部解剖： 皮肤—皮下组织—足底腱膜—收肌、趾短屈肌、短屈肌、蚓状肌。布有趾足底总神经。

主治： 足底疼痛，踝关节疼痛。

3. 公孙下

位置： 在足底部，当足第 1 跖骨基底跖面处。

局部解剖： 皮肤—皮下组织—跖筋膜、长屈肌腱鞘、长屈肌—第 1 跖骨。布有隐神经、腓浅神经分支。

主治： 足内侧弓疼痛，内踝疼痛，蹋趾连小腿肚疼痛。

4. 然谷次

位置： 在足内侧部，当足舟骨内侧面上份处。

局部解剖： 皮肤—皮下组织—足筋膜—胫骨前肌肌腱及滑液囊、舟骨、副舟骨。布有足内侧皮神经。

主治： 足内弓疼痛，足踝疼痛，胫前小腿疼痛。

5. 照海次

位置： 在足内侧部，当内踝下趾长屈肌、胫肌后肌及蹋长屈肌腱腱鞘处。

局部解剖： 皮肤—皮下组织—足筋膜—三角韧带—蹋长、趾总、胫骨后肌腱鞘及肌腱。布有足内侧皮神经。下方有胫动脉、静脉及胫神经。

主治： 踝关节疼痛，小腿疼痛，足底部疼痛，蹋趾麻木、灼痛。

6. 失眠次

位置： 在足跟底部，当足跟中心处。

局部解剖： 皮肤—皮下组织—皮下脂肪垫—足底筋膜—足底滑液囊—跟骨。布有胫神经根支。

主治： 足跟疼痛。

7. 失眠内

位置： 在足跟底部，当足跟内侧缘中心。

局部解剖： 皮肤—皮下组织—足跖筋膜、胫神经根支—跟骨。布有小腿外侧皮神经、胫神经根支。内上方有胫神经及动、静脉通过。

主治： 足跟疼痛。

8. 失眠前

位置： 在足跟底部，正当足跟前缘中点处。

局部解剖： 皮肤—皮下组织—跖筋膜—骨间跖侧筋膜—跟骨。布有胫神经根支。前方有足底外侧神经、动脉、静脉。

主治： 足跟疼痛。

9. 太溪次

位置： 在足内踝后，当胫骨后肌、长屈肌、趾长屈肌肌腱与腱鞘处。

局部解剖： 皮肤—皮下组织—小腿筋膜—分裂韧带—肌骨后肌、长屈肌、趾长屈肌腱鞘与肌腱—跟骨。有胫神经与胫动、静脉伴行。布有小腿内侧皮神经。

主治： 足踝疼痛，足趾疼痛，足趾感觉异常、麻痹、无力，小腿疼痛。

10. 曲泉次

位置： 在膝内侧部，胫骨内髁上，股薄肌滑车转折处（图 4-29）。

局部解剖： 皮肤—皮下组织—膝筋膜—缝匠肌、股薄肌、半腱肌、半膜肌肌腱与腱鞘—胫骨内髁。布有隐神经。

主治： 膝周疼痛，腿痛，髋骨疼痛，腰痛。

11. 横骨次

位置： 在下腹部，当耻骨结节处。

局部解剖： 皮肤—皮下组织—腹筋膜—耻骨肌、腹直肌、锥状肌—耻骨结节。布有髂腹股沟神经。深部为腹腔。

主治： 下腹痛。

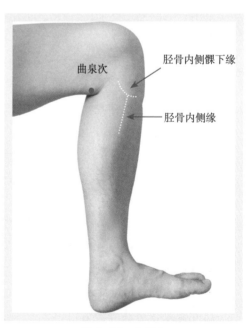

曲泉次

胫骨内侧髁下缘

胫骨内侧缘

图 4-29　曲泉次

第九节　足厥阴经筋

一、足厥阴经筋的循行与分布

【原文】

足厥阴之筋，起于大指之上，上结于内踝之前，上循胫，上结内辅之下，上循股阴[1]，结于阴器，络诸筋[2]。（《灵枢·经筋》）（图4-30）

【注释】

1.股阴：股指大腿，内侧为阴。即指本经行于大腿内侧。

2.络诸筋：指足三阴与足阳明之筋结聚于阴器。

【译文】

足厥阴肝经的经筋，起始于足大趾的上边，向上结于足内踝，再向上沿胫骨内侧，结于胫骨内侧髁之下，再向上沿大腿内侧，结于阴器而与各经筋相联络。

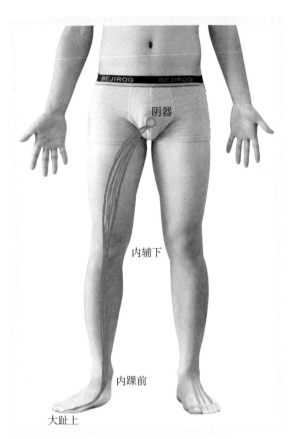

图4-30　足厥阴经筋分布示意图

二、足厥阴经筋病候

足厥阴经筋病候，病证名，又名季秋痹，十二经筋病候之一。

【原文】

足厥阴之筋……其病足大指支，内踝之前痛，内辅痛，阴股痛，转筋，阴器不用。伤于内则不起，伤于寒则阴缩入，伤于热则纵挺不收。（《灵枢·经筋》）。

【译文】

足厥阴之筋……其病症的足大趾强滞不适，内踝前部痛，膝内侧痛，大腿内侧痛、转筋，阴器功能丧失。若伤筋则阳痿不举，伤于寒则阴器缩入，伤于热则阴器挺长不收。其病转筋者，治在燔针劫刺，以知为数，以痛为输。

三、足厥阴经筋的筋结点与结筋病灶点

1. 趾趾 1

位置：在蹞趾背侧，当第 1 趾间关节处。

局部解剖：皮肤—皮下组织—皮下滑液囊—趾间关节囊—趾间关节。布有胫神经皮支。

主治：蹞趾关节疼痛，踝关节痛，胫前疼痛。

2. 中封次

位置：在足踝部，当踝横纹与蹞长伸肌肌腱交界处。

局部解剖：皮肤—皮下组织—踝筋膜—伸肌下支持带—长伸肌腱腱鞘—长伸肌腱—距骨。布有足背皮神经支。

主治：足踝疼痛，蹞趾疼痛，膝关节疼痛。

3. 膝关次

位置：在小腿内侧部，当胫骨内髁内侧缘（图 4-31）。

局部解剖：皮肤—皮下组织—小腿筋膜—膝外侧副韧带—膝外侧副韧带下滑液囊—胫骨内髁。布有小腿外侧皮神经、隐神经。

主治：膝关节疼痛，膝痛引鼠溪部疼痛，踝关节疼痛。

4. 髎膝间

位置：在膝外侧部，正当膝关节间隙处。

局部解剖：皮肤—皮下组织—膝筋膜—鹅掌—膝内侧副韧带—膝内侧副韧带下滑液囊—膝关节。布有小腿内侧皮神经、隐神经。

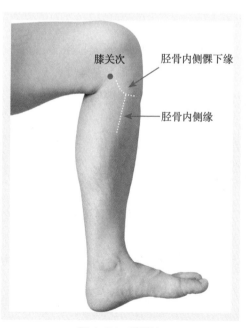

图 4-31　膝关次

主治：膝关节疼痛，膝痛引鼠溪部疼痛，膝部弹响。

5. 髎髎次

位置：在膝内侧部，当股骨内髁内侧面。

局部解剖：皮肤—皮下组织—股筋膜—鹅掌诸腱鞘—膝内侧副韧带—膝内侧副韧带下滑液囊—股骨内髁。布有股内侧皮神经、隐神经。

主治：膝关节疼痛，膝痛引鼠溪部腹股沟疼痛。

6. 血海次

位置：在股内侧部，髌内侧缘直上与缝匠肌交界处（图4-32）。

局部解剖：皮肤—皮下组织—股筋膜—缝匠肌—股内侧肌—大收肌—收肌结节—股骨。布有股皮神经前皮支、肌支。

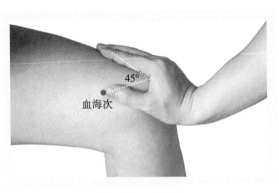

图4-32　血海次

主治：大腿痛，膝关节疼痛，鼠溪部疼痛，小腿内侧麻木。

7. 阴包次

位置：在股内侧部，当缝匠肌上缘与股内侧肌内缘交界收肌管上口处。

局部解剖：皮肤—皮下组织—股筋膜—缝匠肌、股内侧肌—收肌管腱裂上孔—股隐神经动静脉—股骨内髁。布有股内侧神经、隐神经。

主治：大腿内侧疼痛，膝关节疼痛，鼠溪部疼痛，小腿内侧缘麻痛，下肢麻痹、无力。

8. 地五里次

位置：在股内侧部，当大收肌于耻骨下支抵止部。

局部解剖：皮肤—皮下组织—股筋膜—大收肌、长收肌、短收肌—耻骨下支。布有股内侧皮神经、闭孔神经。

主治：股阴部疼痛，膝关节疼痛，少腹部疼痛，月经痛，腰痛。

第十节　足阳明经筋

一、足阳明经筋的循行与分布

【原文】

足阳明之筋，起于中三指[1]，结于跗上，邪[2]外上加于辅骨，上结于膝外廉，直上结于髀枢，上循胁，属脊。其直者，上循骭，结于膝；其支者，结于外辅骨，合少阳。其直者，上循伏兔，上结于髀，聚于阴器，上腹而布，至缺盆而结，上颈，上挟口，合于頄，下结于鼻，上合于太阳。太阳为目上纲，阳明为目下纲[3]；其支者，从颊结于耳前。(《灵枢·经筋》)(图4-33)

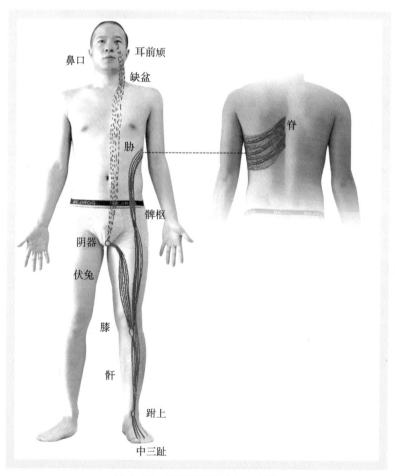

图4-33　足阳明经筋分布示意图

【注释】

1. 中三指：中间三趾之意，即足第 2、3、4 趾。

2. 邪：即斜。

3. 纲：原作"网"，此处据《针灸甲乙经》《太素》改。

【译文】

足阳明胃经的经筋，起于足第 2、3、4 趾，结于足背；斜向外行加附于腓骨，上结于膝外侧，直上结于髀枢，向上沿胁部属于脊。直行者，向上沿胫骨结于膝部；分支之筋结于腓骨，合并于足少阳经筋。直行者，沿伏兔上行，结于大腿部聚会于阴器，再向上分布到腹部，至缺盆处结集，向上至颈，夹口旁，合于鼻旁颧部，相继下结于鼻，从鼻旁合于足太阳经筋。太阳经筋为"目上纲"（上睑），阳明经筋为"目下纲"（下睑）。另一分支，从面颊结于耳前部。

二、足阳明经筋病候

足阳明经筋病候，病证名，又名季春痹，十二经筋病候之一。

【原文】

足阳明之筋……其病足中指支胫转筋，脚跳坚，伏兔转筋，髀前踵，癫疝，腹筋急，引缺盆及颊，卒口僻；急者，目不合，热则筋纵，目不开，颊筋有寒则急，引颊移口，有热则筋弛纵，缓不胜收，故僻……治在燔针劫刺，以知为数，以痛为输。名曰季春痹也。（《灵枢·经筋》）

【译文】

足阳明经的经筋发病，可见足部中指（趾）掣强、下肢跳动、僵硬不舒，股前肌肉拘急，股前部肿痛，疝气，腹部筋脉拘急，向上牵引至缺盆以及面颊部，突然发生口角㖞斜，如有寒则掣引眼睑不闭合，如有热则筋肉弛缓，目不能开；面颊部筋肉受寒邪侵袭则筋脉拘急，引起口角肌肉偏瘫、歪斜，面颊部筋肉受热邪侵袭则筋肉弛缓松纵，不能胜过对侧收缩，因此才口歪……治疗时应采取火针急刺，以疾进疾出的手法治疗，针刺的次数以病愈为度，针刺部位以疼痛处取穴。这种病证就叫季春痹。

三、足阳明经筋的筋结点与结筋病灶点

1. 趾趾 2～3

位置： 在足趾部，当足第 2、3 趾近侧趾关节背侧面。

局部解剖：皮肤—皮下组织—皮下滑液囊—趾关节囊。

主治：趾关节疼痛，足踝疼痛。

2. 冲阳次

位置：在足背部，当足背距舟和舟楔关节处。

局部解剖：皮肤—皮下组织—趾伸肌肌腱、距舟韧带、舟楔韧带—跗骨关节。布有足背皮神经。

主治：足踝疼痛，足趾疼痛。

3. 解溪次

位置：在踝横纹上，正当踇长伸肌肌腱、趾长伸肌肌腱与踝前伸肌支持带交错处。

局部解剖：皮肤—皮下组织—伸肌上下支持带—踇长伸肌腱鞘、趾长伸肌腱鞘—踇长伸肌肌腱、趾长伸肌肌腱—胫骨、距骨。布有足背皮神经、腓深神经。

主治：踝关节疼痛，足趾疼痛，小腿疼痛，膝关节疼痛。

4. 丰隆次

位置：在小腿中份前面，当趾长伸肌下踇长伸肌起点处（图4-34）。

局部解剖：皮肤—皮下组织—小腿筋膜—腓骨长、短肌—踇长、趾长伸肌—腓骨。布有腓肠外侧皮神经、腓深神经。深层有胫神经及胫动、静脉。

主治：小腿疼痛，踝关节疼痛，趾痛，膝关节疼痛，下肢无力。

5. 足三里次

位置：在小腿前面，胫骨外侧髁胫骨前肌起点处（图4-35）。

局部解剖：皮肤—皮下组织—小腿筋膜—胫骨前肌—胫骨。布有腓肠外侧皮神经。深层胫前动静脉及其属支。

主治：小腿疼痛，膝关节疼痛，下肢无力。

6. 胫骨结节

位置：在小腿前面，正当胫骨结节上缘。

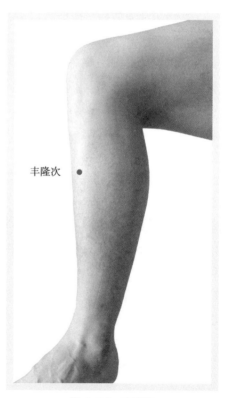

丰隆次

图4-34　丰隆次

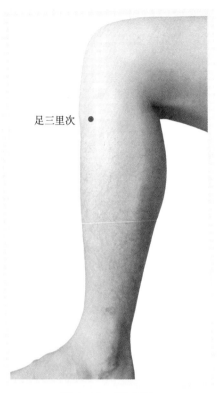

局部解剖：皮肤—皮下组织—小腿筋膜—皮下滑液囊—髌韧带—髌韧带下滑液囊—胫骨。布有腓肠皮神经、隐神经。

主治：小腿疼痛，膝关节疼痛。

7. 髌下

位置：在髌骨下缘，髌骨关节面处。

局部解剖：皮肤—皮下筋膜—皮下滑液囊—髌韧带—髌韧带下滑液囊—膝脂体。布有腓肠皮神经、股神经皮支、隐神经髌下支。深层为膝关节囊。

主治：膝关节疼痛，腘窝疼痛，小腿、踝部、足跟疼痛。

8. 髌上

位置：在膝部，正当髌骨前顶部。

图 4-35 足三里次

局部解剖：皮肤—皮下组织—膝筋膜—髌上滑液囊—髌韧带。布有股神经皮支、隐神经支。深层为髌骨。

主治：膝关节疼痛。

9. 鹤顶次

位置：在膝部，正当髌骨上缘处。

局部解剖：皮肤—皮下组织—股筋膜—股直肌肌腱、股中间肌肌腱、腱下脂肪垫—股骨。布有股神经皮支、肌支。

主治：膝关节疼痛，髋关节疼痛，腰痛，下肢麻痹、无力。

10. 胫骨外髁棘

位置：在膝部，当胫骨外前髁高突处（图 4-36）。

局部解剖：皮肤—皮下组织—膝筋

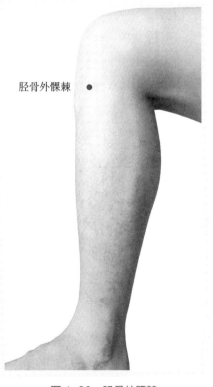

图 4-36 胫骨外髁棘

膜—膝外侧副支持带止点—胫骨。布有股神经皮支。

主治：膝关节疼痛，下肢无力，足跟痛，髋关节疼痛。

11. 髌外下

位置：在膝部，当髌骨外下缘处。

局部解剖：皮肤—皮下筋膜—膝筋膜—膝外侧副支持带、膝关节囊皱襞。布有股神经皮支。深层内侧为膝关节囊。

主治：膝关节疼痛，小腿疼痛，踝关节疼痛，足跟疼痛。

12. 髌外

位置：在膝部，正当髌骨外缘中点。

局部解剖：皮肤—皮下组织—膝筋膜—股外侧肌腱膜—膝关节囊皱襞。布有股神经皮支，膝周血管。

主治：膝关节疼痛，踝关节疼痛，足跟疼痛。

13. 髌外上

位置：在膝部，正当髌骨外缘上份。

局部解剖：皮肤—皮下组织—膝筋膜—股外侧肌腱膜。布有股神经皮支。深层为股骨。内侧为膝关节囊。

主治：膝关节疼痛。

14. 股骨内髁棘

位置：在膝部，当胫骨内上髁前内侧隆起处。

局部解剖：皮肤—皮下组织—小腿筋膜—膝内侧副支持带止点—胫骨内上髁。布有隐神经、小腿内侧皮神经。

主治：膝关节疼痛，鼠溪部疼痛，小腿足踝疼痛，足跟疼痛。

15. 髌内下

位置：在膝部，当髌骨内下缘，髌内侧副支持带起始部。

局部解剖：皮肤—皮下组织—膝筋膜—髌内侧副支持带—膝关节囊。布有隐神经膝支。深层为膝关节。

主治：膝部疼痛，髋部疼痛，小腿及踝疼痛，足跟疼痛。

16. 髌内

位置：在髌骨内侧缘中点处。

局部解剖：皮肤—皮下组织—膝筋膜—膝内侧血管区—膝关节囊。布有隐神经膝支。深层为膝关节。

主治：膝部疼痛，髋部疼痛，小腿及踝疼痛，足跟疼痛。

17. 髌内上

位置： 在膝部，当髌骨内侧缘上份。

局部解剖： 皮肤—皮下组织—膝筋膜—股内侧肌肌腱。布有隐神经膝支。深层为膝关节。

主治： 膝部疼痛，髋部疼痛，小腿及踝疼痛，足跟疼痛。

18. 伏兔次

位置： 在股前侧面，当股直肌肌腱起始部处。

局部解剖： 皮肤—皮下组织—股筋膜—股直肌纤维与肌腱结合部—股中间肌—股骨。布有股神经皮支、肌支，股外侧皮神经。深部内侧有股神经、股动脉、股静脉通过。

主治： 大腿疼痛，膝部疼痛，髋部疼痛，下腹痛。

19. 关兔次

位置： 在股前部中份，股直肌与股外侧肌之间。

局部解剖： 皮肤—皮下组织—股筋膜—股直肌、股外侧肌及其间深筋膜。布有股外侧神经、股神经皮支、肌支。深部为股中间肌、股骨。

主治： 腿痛，下肢无力，麻痹，膝部疼痛，髋部疼痛。

20. 髀关下

位置： 在股前部上方，当股骨小转子下缘处。

局部解剖： 皮肤—皮下组织—股筋膜—肌直肌、缝匠肌间隙—耻骨肌—耻骨肌腱下滑液囊—股骨耻骨肌线。布有股外侧皮神经、股神经肌支。

主治： 腿痛，耻骨阴部疼痛，股外展疼痛，少腹疼痛。

21. 维道次

位置： 在腹股沟部，正当髂前下棘处。

局部解剖： 皮肤—皮下组织—股筋膜—腹股沟韧带—髂腰肌—股直肌起点—股直肌肌腱下滑液囊、髂耻囊—髂前下棘。布有髂腹股沟神经支，内侧为股神经与股动静脉。

主治： 大腿疼痛，下肢麻痹、无力，下肢冷痛，少腹疼痛。

22. 气冲次

位置： 在腹股沟部，当腹股沟韧带中点，股动脉外侧缘处。

局部解剖： 皮肤—皮下组织—腹筋膜—腹股沟韧带—腰大肌、股神经、股动脉、股静脉—髂骨。布有髂腹股沟神经。

主治： 下肢麻痹、无力，鼠溪部疼痛，腰痛，腰腹痛，下肢疼痛，膝关节疼痛，股四头肌萎缩。

23. 阴廉次

位置： 在股内侧，当耻骨上支的耻骨梳处。

局部解剖： 皮肤—皮下组织—股筋膜—耻骨肌—耻骨上支、耻骨梳。布有髂腹股沟神经、闭孔神经。深层为闭孔及小腹腔。

主治： 股阴部疼痛，大腿外展疼痛，少腹疼痛，痛经。

24. 曲骨次

位置： 在下腹部，正当耻骨联合上缘中点。

局部解剖： 皮肤—皮下组织—腹筋膜—腹白线、腹直肌腱膜。布有胸 12 神经皮支、髂腹下神经。深层为腹腔。

主治： 下肢疼痛、下腹疼痛。

25. 中极次

位置： 在下腹部正中线，当锥状肌止点处（图 4-37）。

局部解剖： 皮肤—皮下组织—腹白线、锥状肌。布有胸神经皮支、髂腹下神经分支。深层为腹腔。

主治： 下腹疼痛。

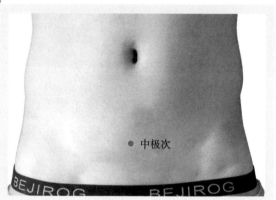

图 4-37　中极次

26. 关元次

位置： 在下腹部正中线上，当腹白线与弓状线交点处（图 4-38）。

局部解剖： 皮肤—皮下组织—腹白线、弓状线。布有胸神经皮支。深层为腹腔。

主治： 下腹疼痛。

27. 气海次

位置： 在下腹部正中线上，当脐下腹横纹处。

局部解剖： 皮肤—皮下组织—腹白线。布有胸 10 脊神经皮支。深层为腹腔。

主治： 下腹疼痛。

28. 神阙次

位置： 在腹部正中线上，

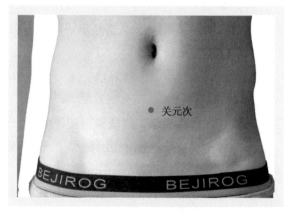

图 4-38　关元次

当脐中处。

局部解剖：皮肤—皮下组织—结缔组织—腹膜。深层为腹腔。布有胸 10 脊神经皮支。

主治：腹痛。

29.下脘次

位置：在腹部正中线，当腹直肌下腱水平处。

局部解剖：皮肤—皮下组织—腹白线—腹膜。布有胸 9 脊神经皮支。深部为腹腔。

主治：腹痛。

30.建里次

位置：在中腹前正中线上，当腹直肌中腱划水平处。

局部解剖：皮肤—皮下组织—腹白线—腹膜。布有胸 8 脊神经皮支。深部为腹腔。

主治：腹痛。

31.中脘次

位置：在上腹部正中线上，当腹直肌上腱水平处（图4-39）。

局部解剖：皮肤—皮下组织—腹白线—腹膜。布有胸 8 脊神经皮支。

主治：腹痛。

32.上脘次

位置：在上腹部正中线上，当腹直肌上腱上方水平处。

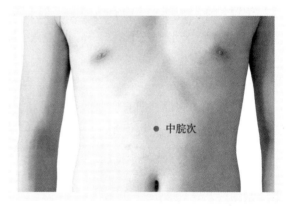

图 4-39 中脘次

局部解剖：皮肤—皮下组织—腹白线—腹膜。布有胸 7 脊神经皮支。

主治：腹痛。

33.巨阙次

位置：在上腹部前正中线上，当上脘次与鸠尾次之间。

局部解剖：皮肤—皮下组织—腹白线—腹膜。布有胸 7 脊神经前皮支。

主治：腹痛、胸痛。

34.鸠尾次

位置：在上腹部正中线上，当剑突顶端处。

局部解剖：皮肤—皮下组织—腹白线—腹膜。布有胸 6 脊神经前皮支。

主治：胸腹疼痛，心悸，心前区疼痛。

35. 归来次

位置：位于腹部，腹直肌外缘，平锥状肌止点处。

局部解剖：皮肤—皮下组织—腹横肌筋膜—腹膜。布有胸 11 脊神经前皮支。

主治：腹痛，月经不调。

36. 水道次

位置：位于下腹部，当弓状线与腹直肌外侧交点处。

局部解剖：皮肤—皮下组织—腹横肌腱膜—腹腔。布有胸 11 脊神经前皮支。

主治：腹痛，月经不调。

37. 大巨次

位置：位于下腹部，腹直肌外侧，平脐下弓状线处。

局部解剖：皮肤—皮下组织—腹横肌腱膜—腹腔。布有胸 10 脊神经前皮支。

主治：腹痛。

38. 梁门次

位置：在上腹部，当腹直肌外侧平脐水平处。

局部解剖：皮肤—皮下组织—腹直肌鞘—肋骨联合。布有胸 7 脊神经前皮支。

主治：胸腹疼痛，心前区疼痛。

39. 幽门次

位置：在上腹部，肌直肌肌腹与肋骨联合交界处。

局部解剖：皮肤—皮下组织—腹直肌—肋骨联合。布有胸 7 脊神经前皮支。

主治：胸腹疼痛，心前区疼痛。

40. 中庭次

位置：位于前胸部，正当胸剑结合处。

局部解剖：皮肤—皮下组织—胸大肌腱膜—胸剑结合部。布有胸 6 脊神经前皮支。

主治：胸腹疼痛，胸闷，心悸，气短。

41. 膻中次

位置：在胸部前正中线上，平第 5 肋水平（图 4-40）。

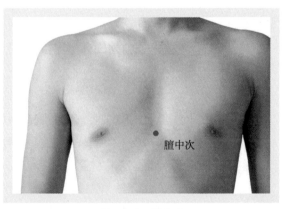

图 4-40　膻中次

局部解剖：皮肤—皮下组织—胸大肌腱膜—胸骨体。布有胸 4 脊神经前皮支。

主治：胸痛，心前区痛，胸闷，心悸，气短。

42. 玉堂次

位置：在胸部前正中线上，平第 3 肋间隙水平处。

局部解剖：皮肤—皮下组织—胸大肌腱膜—胸骨体。布有胸 3 脊神经前皮支。

主治：胸痛，胸闷，气短，心悸，心前区疼痛。

43. 紫宫次

位置：在胸部前正中线上，平第 2 肋间隙水平处。

局部解剖：皮肤—皮下组织—胸大肌腱膜、胸肋辐射韧带—胸骨体。布有胸 2 脊神经前皮支。

主治：胸痛，胸闷，咽部异物感。

44. 华盖次

位置：在胸部前正中线上，平第 1 肋间隙水平处。

局部解剖：皮肤—皮下组织—胸大肌腱膜—胸肋辐射韧带—胸骨体。布有胸 1 脊神经前皮支。

主治：胸痛，咽部异样感。

45. 璇玑次

位置：在胸部前正中线上，平第 1 肋骨水平处。

局部解剖：皮肤—皮下组织—胸大肌腱膜、胸肋辐射韧带—胸骨体。布有胸 1 脊神经前皮支。

主治：胸痛，胸闷，咽部异样感。

46. 天突次

位置：在胸部前正中线上，当胸骨上窝处（图 4-41）。

局部解剖：皮肤—皮下组织—胸大肌腱膜、胸锁乳突肌腱膜、胸骨甲状肌腱膜—胸骨体。布有锁骨上内侧神经。深部为气管、食管。

主治：胸痛，哮喘，咽部异物感。

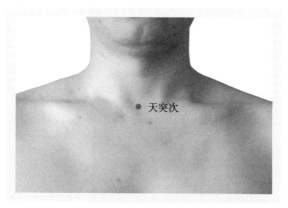

图 4-41　天突次

47. 廉泉次

位置：在颈部前正中线上，当舌骨体处。

局部解剖：皮肤—皮下组织—颈筋膜—二腹肌、下颌舌骨肌、颏舌骨肌—舌骨。布有面神经颈支、颈横神经上支。深部为气管、食管。

主治：颈项强痛，咽部异常感，语謇。

48. 夹廉泉次

位置：在颈部，当舌骨外侧缘处。

局部解剖：皮肤—皮下组织—颈阔筋膜—二腹肌、茎乳突肌、甲状舌骨肌、下颌舌骨肌、颏舌骨肌—舌骨。布有面神经颈支、颈横神经上支。深部为食管，颈总动脉、静脉。

主治：颈项疼痛，咽部异物感，吞咽困难，语謇。

49. 上廉泉次

位置：在颈部，当舌骨与下颌缘之间的凹陷处。

局部解剖：皮肤—皮下组织—颈筋膜—下颌舌骨肌、颏舌骨肌—舌体。布有舌下神经分支和舌神经。

主治：咽部异常感、疼痛，舌体粗大，言语不清，恶心呕吐。

50. 人迎次

位置：在颈部颈总动脉分歧处。

局部解剖：皮肤—皮下组织—胸锁乳突肌—颈总动脉、颈内动脉、颈外动脉。布有颈横神经、面神经颈支。

主治：颈项疼痛，眩晕，哮喘，心悸。

51. 承浆次

位置：在面部颏唇沟中。

局部解剖：皮肤—皮下组织—口轮匝肌、降下唇肌、颏肌。布有下牙槽神经、颏神经。深部为颏骨。

主治：额面疼痛，下齿痛，口歪。

52. 夹承浆次

位置：在面部，当颏唇沟中点外侧口角直下交点处。

局部解剖：皮肤—皮下组织—口轮匝肌、降下唇肌、颏肌—颌骨颏孔。布有下牙槽神经、颏神经。深部为颏孔。

主治：额面疼痛，下齿疼痛，口歪。

53. 颊车次

位置：在面部，当下颌角咬肌抵止处。

局部解剖：皮肤—皮下组织—咬肌。布有耳大神经支、面神经下颌支。

主治：面颊疼痛，牙痛，头痛。

54. 牵正次

位置：在面部，当耳垂前，下颌骨后缘处（图4-42）。

局部解剖：皮肤—皮下组织—腮腺面神经干—咬肌。布有面神经皮支、三叉神经下颌支。

主治：口眼歪斜。

55. 下关次

位置：在面部，当下颌关节处（图4-43）。

局部解剖：皮肤—皮下组织—咬肌—下颌关节囊。

主治：面颊疼痛，牙痛，头痛。

56. 颧髎次

位置：在面部，当颧骨下缘中点处。

局部解剖：皮肤—皮下组织—颧肌、咬肌、颞肌。布有上颌神经眶下支、面神经颧支、颊支。深层有三叉神经下颌支。

主治：面痛，口歪。

57. 四白次

位置：在面部，当眶下孔处。

局部解剖：皮肤—皮下组织—眼轮匝肌—提上唇肌—眶下孔。布有眶下神经支、面神经颧支。

主治：面痛，口歪，目昏。

58. 巨髎次

位置：在面部，当鼻面沟中点处。

局部解剖：皮肤—皮下组织—提上唇肌、提口角肌。布有上颌神经的眶下神经、面神经颊支。

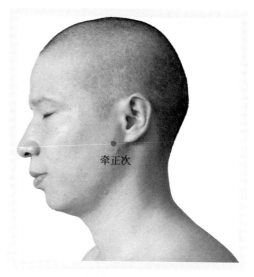

图4-42　牵正次

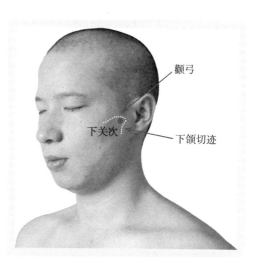

图4-43　下关次

主治：面痛，面肌麻痹，鼻塞，流泪，流涕。

59. 迎香次

位置：在面部，鼻翼直下，当鼻面沟与鼻唇沟间。

局部解剖：皮肤—皮下组织—提上唇肌。布有眶下神经支、面神经支。

主治：面痛，面肌麻痹，鼻塞，流涕。

60. 水沟次

位置：在面部，当人中沟上份处。

局部解剖：皮肤—皮下组织—口轮匝肌。布有面神经颊支及眶下神经分支。

主治：面痛，口歪。

第十一节　足太阳经筋

一、足太阳筋经的循行与分布

【原文】

足太阳之筋，起于足小指[1]，上结于踝，邪[2]上结于膝，其下循足外侧，结于踵[3]，上循跟，结于腘[4]；其别者，结于踹[5]外，上腘中内廉，与腘中并上结于臀，上挟脊上项；其支者，别入结于舌本；其直者，结于枕骨[6]，上头下颜[7]，结于鼻；其支者，为目上网[8]，下结于頄[9]；其支者，从腋后外廉结于肩髃；其支者，入腋下，上出缺盆，上结于完骨[10]；其支者，出缺盆，邪上出于頄。（《灵枢·经筋》）（图4-44）

【注释】

1. 小指：足小趾。

2. 邪：同斜。

3. 踵：足跟的突出部位。

4. 腘：腘窝处。与膝盖前后相对的部位。

5. 踹：同腨。俗称小腿肚，即腓肠肌隆起处。

6. 枕骨：同解剖学上的枕骨，位于头颅骨的后下方。

7. 颜：指额部的中央部位。

8. 目上网：网有约束的意思，即约束目上睑以司开合。

9. 頄：即颧骨处。

10. 完骨：指耳郭后面隆起的骨。

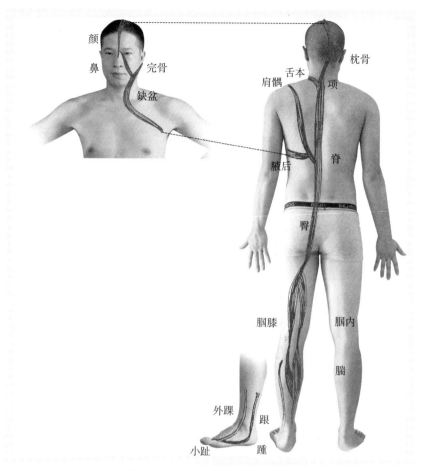

颜

鼻　　完骨

缺盆

枕骨

舌本

肩髃　项

腋后　脊

臀

腘膝　　腘内

腨

外踝　跟

小趾　　踵

图 4-44　足太阳经筋分布示意图

【译文】

足太阳膀胱经的经筋，起始于足小趾爪甲的外侧，向上结聚于足外踝，再斜向上结聚于膝关节处，然后向下沿着足的外踝，在足跟部结聚，沿着足跟向上行，在腘部结聚；该经筋的别支，从外踝向上行，结聚于小腿肚的外侧，向上到达腘窝中部的内侧，与从足跟上行的一支并行向上，结聚于臀部，再沿着脊柱两侧上行至颈项部；由颈部分出的一支，别出这一条经筋，进入舌，并在舌体结聚；另一条由颈部分出的经筋直行向上结聚于枕骨，向上到达头顶，又沿着颜面下行，结聚于鼻；下行经筋中分出一支，像网络一样行于眼的上睑部分，再向下结聚于颧骨；还有一条分支由挟脊上行的经筋别出，从腋窝后侧的外廉，上行结聚于肩髃部；另一条从腋窝的后外廉进入腋下，向上行至缺盆处，再向上在耳后的完骨处结聚；另一支从缺盆分出，斜向上进入颧骨部分，与从颜面部下行的结于颧骨的支筋相合。

二、足太阳筋经的病候

足太阳筋经的病候，病证名，又名仲春痹，十二经筋病候之一。

【原文】

足太阳之筋……其病小指支，跟肿痛，腘挛，脊反折，项筋急，肩不举，腋支，缺盆中纽痛，不可左右摇。治在燔针劫刺，以知为数，以痛为输。名曰仲春痹也。(《灵枢·经筋》)

【译文】

足太阳之筋的病症，可见足小趾僵滞不适和足跟部掣引酸痛，腘窝部挛急，脊背反张，项颈拘急，肩不能抬举，腋部僵滞不适，缺盆中如纽掣样疼痛，不能左右活动。治疗用燔针，疾进疾出，病愈则止，以疼痛的部位为针刺的穴位。这种病称为仲春痹。

三、足太阳经筋的筋结点与结筋病灶点

1. 趾趾5

位置： 在足小趾背侧面，正当趾间关节伸面。

局部解剖： 皮肤—皮下组织—（皮下滑液囊）—小趾伸肌肌腱—趾间关节韧带—趾间关节囊。布有足背外侧皮神经。

主治： 足小趾疼痛，足外侧缘疼痛，外踝疼痛，小腿外侧、后侧疼痛。

2. 束骨次

位置： 在足外侧面，正当第5跖趾关节侧面。

局部解剖： 皮肤—皮下组织—小趾展肌肌腱、第3腓骨肌肌腱—第5趾跖关节韧带—第5趾跖关节囊。布有足背外侧皮神经。

主治： 足小趾疼痛，足外侧缘疼痛，足外踝疼痛。

3. 京骨次

位置： 在足外侧，第5跖骨基底部。

局部解剖： 皮肤—皮下组织—足小趾展肌肌腱、第3腓骨肌肌腱、腓骨短肌肌腱—跗跖韧带、踝外侧副韧带。布有足外侧皮神经。

主治： 足外侧缘疼痛，外踝疼痛，小腿外侧、后侧疼痛，膝外侧疼痛，足心疼痛。

4. 申脉次

位置：在踝外侧、外踝下，外踝尖与跟骨结节连线中上 1/3 交点处。

局部解剖：皮肤—皮下组织—腓骨肌上支持带、下支持带—腓骨长、短肌总腱鞘—腓骨长肌、短肌肌腱—跟腓韧带。布有足外侧皮神经。

主治：踝外侧疼痛，足外侧疼痛，小腿外侧疼痛，膝部疼痛。

5. 昆仑次

位置：在足踝外侧、跟腱前，腓骨长肌、腓骨短肌腱鞘部。

局部解剖：皮肤—皮下组织—腓骨长肌腱鞘、腓骨短肌腱鞘—腓骨长肌肌腱、腓骨短肌肌腱。布有腓肠神经。深层近跟腱胫骨面有胫神经及动静脉通过。

主治：足踝疼痛，足外侧疼痛，小腿外侧疼痛，足背麻痛，膝关节疼痛，腰痛。

6. 女膝次

位置：在足跟后部，跟骨结节处。

局部解剖：皮肤—皮下组织—皮下滑液囊—跟腱止点。布有腓肠神经跟支。

主治：足踝疼痛，足跟疼痛，小腿后侧疼痛，腘窝疼痛，腰痛。

7. 泉生足次

位置：在足跟后部，跟腱抵止点前方。

局部解剖：皮肤—皮下组织—跟腱—跟腱下滑液囊—胫骨、距骨。布有腓肠神经跟支、跟腱。深层有胫动脉、静脉和神经通过。

主治：足跟疼痛，足踝疼痛，小腿后侧疼痛，腘窝疼痛，膝关节疼痛，腰痛。

8. 承山次

位置：在小腿后侧，小腿三头肌肌束与跟腱连接处（图 4-45）。

局部解剖：皮肤—皮下组织—小腿筋膜—腓肠肌、比目鱼肌、跟腱。布有胫神经肌支。深层有胫神经、胫动脉、胫静脉。

主治：小腿疼痛，足跟疼痛，腘窝疼痛，膝关节疼痛，腰痛，小腿无力。

9. 承山内

位置：在小腿后侧，腓肠肌内侧肌腹与跟腱连接处。

局部解剖：皮肤—皮下组织—小腿筋膜—

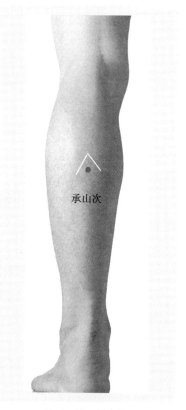

图 4-45　承山次

腓肠肌、跟腱。其下为比目鱼肌、小腿腘管下口。布有胫神经肌支。

主治：小腿后内侧疼痛，伸膝疼痛，踝关节疼痛，足跟疼痛。

10. 承山外

位置：在小腿后侧，腓肠肌外侧肌腹与跟腱连接处。

局部解剖：皮肤—皮下组织—小腿筋膜—腓肠肌—比目鱼肌—踇长屈肌—肌腓骨下管。布有胫神经肌支。其下为腓骨。

主治：小腿后外侧疼痛，伸膝疼痛，腰胯痛，踝关节疼痛，足跟疼痛。

11. 承筋次

位置：在小腿后侧，腓肠肌肌腹中央凹陷中。

局部解剖：皮肤—皮下组织—小腿筋膜—腓肠肌内外肌腹联合。布有腓肠神经。其下为比目鱼肌—胫神经、胫后动脉与静脉。

主治：小腿后侧疼痛，膝关节疼痛，踝关节疼痛，足跟疼痛，小腿无力。

12. 合阳次

位置：在小腿后侧，腘窝下缘中点下，平腓骨小头下缘水平处。

局部解剖：皮肤—皮下组织—小腿筋膜—腓肠肌内外肌腹联合—腘肌、腘肌滑液囊—比目鱼肌内、外侧头联合腱弓—小腿腘管—胫骨后肌—胫骨。布有股后皮神经和腓肠内侧皮神经。深层有胫神经及胫后动脉和静脉。

主治：膝关节疼痛，小腿短缩感，小腿后侧疼痛，小腿及足趾麻木、灼痛、发凉、异样感、无力，出汗异常，皮肤干燥、皲裂，腰痛。

13. 合阳内

位置：在小腿后侧，合阳次内上方，腘窝下缘处。

局部解剖：皮肤—皮下组织—小腿筋膜—半膜肌肌腱与固有滑液囊—腓肠肌内侧头—比目鱼肌内侧头。布有腓肠内侧皮神经。

主治：膝关节疼痛，小腿疼痛，踝关节疼痛，腿无力，股后侧疼痛，骶部疼痛，腰痛。

14. 合阳外

位置：在小腿后侧，腘窝下缘，腓骨小头内侧。

局部解剖：皮肤—皮下组织—小腿筋膜—腓肠肌外侧头—腘肌及其固有滑液囊—比目鱼肌外侧头起点。布有腓肠外侧皮神经。腓侧有腓总神经通过。

主治：膝关节疼痛，小腿后外侧疼痛，小腿无力，踝关节疼痛，足下垂，足背异常感。

15. 委中次

位置：腘窝横纹中央（图 4-46）。

局部解剖：皮肤—皮下组织—腘筋膜。其下为腘动脉、腘静脉和胫神经。最深层为膝关节囊。布有股后皮神经。

主治：膝关节疼痛，小腿疼痛，小腿无力，小腿及足趾异样感，下肢瘫痪，腓肠肌痉挛，腰痛。

16. 委阳次

位置：在腘横纹外侧端，当股二头肌内侧缘。

局部解剖：皮肤—皮下组织—腘筋膜—腓肠肌外侧头—腓肠肌腱下滑液囊及囊内籽骨—股骨外髁。布有股外侧皮神经。

主治：膝关节疼痛，小腿短缩感，小腿肌痉挛，小腿无力，足下垂，小腿与足部异常感，臀后疼痛，腰部疼痛。

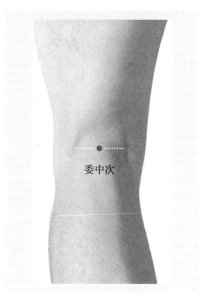

委中次

图 4-46　委中次

17. 浮郄次

位置：在腘窝部，当股骨外髁后上方，跖肌起始部。

局部解剖：皮肤—皮下组织—股二头肌肌腱、跖肌及其滑液囊。

主治：膝关节疼痛，屈膝疼痛，小腿疼痛，小腿无力，小腿异常感，臀后疼痛，腰痛。

18. 阴谷次

位置：在腘横纹内侧端，当半膜肌、半腱肌肌腱之间。

局部解剖：皮肤—皮下组织—腘筋膜—半膜肌肌腱、半腱肌肌腱及腱鞘—腓肠肌内侧头及滑液囊。布有股后侧皮神经。

主治：膝关节疼痛，伸膝痛，小腿疼痛，小腿无力，腰痛，股阴痛。

19. 直立次

位置：在股后侧，后正中线，半腱肌第 3/4 区上方。

局部解剖：皮肤—皮下组织—股筋膜—半腱肌神经入肌点—半腱肌。布有股后侧皮神经。深层有坐骨神经干、股动脉和静脉。

主治：大腿后侧疼痛，膝关节疼痛，臀后痛，腰痛，下肢麻痹、无力。

20. 内直立

位置：在股后内侧方，半膜肌第 3/4 区。

局部解剖：皮肤—皮下组织—股筋膜—半膜肌神经入肌点—半膜肌。布有股后皮神经。

主治：大腿后侧疼痛，膝关节疼痛，臀后疼痛，腰痛，腿麻痹无力。

21. 外直立

位置：在股后外侧方，股二头肌第 3/4 区上方。

局部解剖：皮肤—皮下组织—股筋膜—股二头肌神经入肌点—肌二头肌。布有股后侧皮神经。

主治：大腿后侧疼痛，膝关节疼痛，臀后疼痛，下肢麻痹、无力，腰痛。

22. 殷上次

位置：在股后侧，后正中线，半腱肌第 1/4 区。

局部解剖：皮肤—皮下组织—股筋膜—半腱肌神经入肌点—半腱肌。布有股后侧皮神经。深层有坐骨神经干、股动脉和静脉。

主治：大腿后侧疼痛，臀后疼痛，腰痛，下肢麻痹、无力，膝关节疼痛。

23. 内股上

位置：在股后侧，股内侧方，半膜肌第 2/4 区上方。

局部解剖：皮肤—皮下组织—股筋膜—半膜肌神经入肌点—半膜肌。布有股外侧皮神经。

主治：大腿后侧疼痛，臀后疼痛，腰痛，下肢麻痹、无力。

24. 外殷上

位置：在股后侧，股外侧方，股二头肌第 2/4 区下方。

局部解剖：皮肤—皮下组织—股筋膜—股二头肌神经入肌点—股二头肌。布有股后侧皮神经。

主治：大腿后侧疼痛，臀后疼痛，腰痛，膝关节疼痛，下肢麻痹、无力。

25. 承扶次

位置：在臀后侧，臀横纹中点内上方，坐骨结节处（图4-47）。

局部解剖：皮肤—皮下组织—皮下脂肪垫—臀大肌及滑囊—半膜肌、半腱肌、股二头

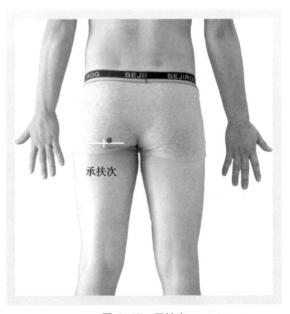

图 4-47　承扶次

肌长头、股方肌—坐骨滑液囊—坐骨结节。布有臀下皮神经。

主治：臀后疼痛，腰痛，股后侧疼痛，膝关节疼痛，下肢麻痹、无力。

26. 外承扶

位置：在股后侧，大转子后下方，臀大肌线上。

局部解剖：皮肤—皮下组织—臀筋膜—臀大肌、臀大肌肌腱下囊、股方肌—股骨臀肌线。布有股外侧皮神经。

主治：腰臀疼痛，腰痛向下肢外侧放散痛，下肢麻痹、无力。

27. 环跳次

位置：在臀部，由大转子最高点与髂后上棘连线中点作一垂直线，此垂线交于大转子最高点、髂后上棘和尾骨尖连线中点的连线上。

局部解剖：皮肤—皮下组织—臀筋膜—臀大肌—梨状肌及其下孔—坐骨神经干、臀下神经及动静脉。布有臀上皮神经。

主治：臀后疼痛，腰腿疼痛，下肢麻痹、无力，膝关节肿痛，踝关节肿痛。

28. 秩边次

位置：在臀部，当股骨大转子最高点与髂后上棘连线中上 1/3 交点外侧，即梨状肌上孔处。

局部解剖：皮肤—皮下组织—臀筋膜—臀大肌—梨状肌上孔—臀上神经及动、静脉。布有臀上皮神经。

主治：臀部疼痛，腰骶部疼痛，腰腿痛，下肢麻痹、无力，膝关节疼痛，踝关节疼痛，髋关节外展疼痛。

29. 志室次

位置：在腰部，当竖脊肌外缘，平第 2 腰椎棘突水平处（图 4-48）。

局部解剖：皮肤—皮下组织—胸腰筋膜—竖脊肌腱膜、腹内斜肌腱膜、腹外斜肌腱膜、腹横肌腱膜。布有腰 1～2 脊神经后支。深部为肾脏、腹腔。

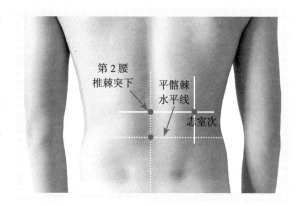

图 4-48　志室次

主治：腰痛，腹痛。

30. 肓门次

位置：在腰部，当竖脊肌外侧缘，平第 1 腰椎棘突处。

局部解剖：皮肤—皮下组织—胸腰筋膜—竖脊肌腱膜、腹外斜肌腱膜、腹内斜肌腱膜、腹横肌腱膜。布有胸 12、腰 1 脊神经后支。深部为肾脏、腹腔。

主治：腰痛，胁肋痛，腹痛。

31. 中焦俞次

位置：在腰部，当第 12 肋骨下缘中点处。

局部解剖：皮肤—皮下组织—胸腰筋膜—竖脊肌、腰方肌—十二肋骨。布有腰神经后支。深层为腹腔，正对肾脏。

主治：腰痛，腰腿疼痛，腰腹疼痛，胸闷，胸胁痛。

32. 腰椎横突 1～5

位置：在腰部，正当腰椎横突 1～5 顶端。

局部解剖：皮肤—皮下组织—胸腰筋膜—竖脊肌、腰方肌—腰椎横突—腰大肌—腹腔。布有腰神经后支。深层为腹腔，布有肾脏、输尿管、肠管。

主治：腰痛，腰腹疼痛，腰痛向大腿前、内侧放散，尿频、尿急，月经不调，性功能障碍，消化功能异常。

33. 白环俞次

位置：在臀部，当骶骨水平，骶骨外侧缘处。

局部解剖：皮肤—皮下组织—臀筋膜—臀大肌—骶骨结节韧带—滑液囊。布有臀内侧皮神经。

主治：腰骶疼痛，腰痛向下肢放散痛，臀及股后麻痹。

34. 中膂俞次

位置：在骶部，当骶髂关节面下方骶骨下缘处。

局部解剖：皮肤—皮下组织—臀筋膜—臀大肌—背侧韧带。布有臀内侧皮神经。

主治：腰骶疼痛，腰痛向下肢放射痛，臀部麻木。

35. 膀胱俞次

位置：在骶部，当骶髂关节面中份骶骨下缘处。

局部解剖：皮肤—皮下组织—臀筋膜—臀大肌—骶髂背侧韧带。布有臀内侧皮神经、骶神经后支。

主治：腰臀疼痛，腰痛向下肢放射痛，臀股部麻木。

36. 小肠俞次

位置：在骶部，当骶髂关节背侧面上缘处。

局部解剖：皮肤—皮下组织—臀筋膜、腰背筋膜—臀大肌—骶髂背侧韧带。布有臀内侧皮神经、臀上皮神经、骶神经后支。

主治：腰臀疼痛，腰臀痛向下肢放射，腰臀及股部麻木。

37. 关元俞次

位置：在腰部，当髂嵴内方，平第5腰椎横突处。

局部解剖：皮肤—皮下组织—胸腰筋膜、第5固有神经孔—竖脊肌—髂腰韧带。布有第5腰神经和第1骶神经后支。深层有腰神经丛。

主治：腰痛，腰骶疼痛，下肢冷痛、无力，腹痛。

38. 大肠俞次

位置：在腰部，第4腰椎棘突下旁开，当竖脊肌隆起处（图4-49）。

局部解剖：皮肤—皮下组织—胸腰筋膜—背阔肌筋膜—竖脊肌—下后锯肌、多裂肌、回旋肌。布有腰4、5脊神经后皮支及肌支。深部为腰椎横突与腹腔。

主治：腰痛，腰髓疼痛，腰痛向臀股放射痛，腹痛。

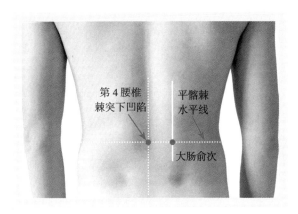

图4-49　大肠俞次

39. 气海俞次

位置：在腰骶部，在第3腰椎棘突下旁开，当竖脊肌隆起处。

局部解剖：皮肤—皮下组织—胸腰筋膜—背阔肌筋膜—竖脊肌、下后锯肌、多裂肌、回旋肌。布有腰3、4脊神经后皮支及肌支。深部为腰椎横突与腹腔。

主治：腰痛，腰臀疼痛，腹痛。

40. 肾俞次

位置：在腰部，第2腰椎棘突下旁开，当竖脊肌隆起处（图4-50）。

局部解剖：皮肤—皮下组织—胸腰筋膜—背阔肌筋膜—竖脊肌、下后锯肌、多裂肌、回旋肌。布有腰2、3脊神经后皮支及肌支。深部为腰椎横突与腹腔。

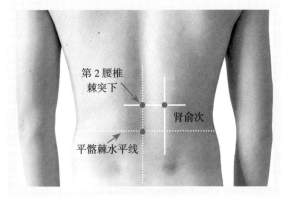

图4-50　肾俞次

主治：腰腿痛，腹痛。

41. 三焦俞次

位置：在腰部，第1腰椎棘突下旁开，当竖脊肌隆起处。

局部解剖：皮肤—皮下组织—胸腰筋膜—背阔肌腱膜—竖脊肌、多裂肌、回旋肌。布有胸12、腰1脊神经后皮支及肌支。深部为腰椎横突及腹腔。

主治：胸背部疼痛，腰痛，胁肋疼痛，腹痛。

42. 胃俞次

位置：在背部，第12胸椎棘突下旁开，当竖脊肌隆起处。

局部解剖：皮肤—皮下组织—胸腰筋膜—背阔肌腱膜—竖脊肌、多裂肌、回旋肌。布有胸12、腰1脊神经后皮支及肌支，深部为腰椎横突及腹腔。

主治：腰背部疼痛，胸痛，胁肋疼痛，腹痛。

43. 脾俞次

位置：在背部，在第11胸椎棘突旁开，当竖脊肌隆起处。

局部解剖：皮肤—皮下组织—胸腰筋膜—斜方肌腱膜、背阔肌腱膜—竖脊肌。胸椎横突及十二肋骨。布有胸11、12脊神经后皮支及肌支，深部为胸腔。

主治：胸背部疼痛，胸胁疼痛，腰痛，腹痛。

44. 胆俞次

位置：在背部，在第10胸椎棘突旁开，当竖脊肌隆起处。

局部解剖：皮肤—皮下组织—胸腰筋膜—斜方肌腱膜—竖脊肌。布有胸10、11脊神经后皮支及肌支，深部为胸椎横突及第10肋和胸腔。

主治：胸背部疼痛，胸胁疼痛，腹痛。

45. 肝俞次

位置：在背部，在第9胸椎棘突旁开，当竖脊肌隆起处（图4-51）。

局部解剖：皮肤—皮下组织—胸腰筋膜—斜方肌腱膜—竖脊肌—第九肌。布有胸8、9脊神经后皮支及肌支，深部为胸腔。

主治：胸背部疼痛，胸胁疼痛。

46. 胃脘下俞次

位置：在背部，在第8胸椎棘突旁开，当竖脊肌隆起处。

局部解剖：皮肤—皮下组织—胸腰筋膜—斜方肌腱膜—竖脊肌—

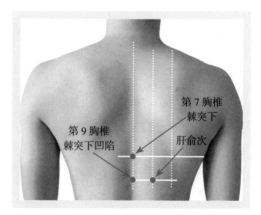

图4-51 肝俞次

第8肋。布有胸7、8脊神经后皮支及肌支。深部为胸腔。

主治：胸背部疼痛，胸胁疼痛，胸闷，胃痛。

47.膈俞次

位置：在背部，当第7胸椎棘突旁开，竖脊肌隆起处。

局部解剖：皮肤—皮下组织—胸背筋膜—脊神经后支—竖脊肌—肋骨。布有胸脊神经后支、肌支。深部为胸腔。

主治：胸背疼痛，膈肌痉挛，胸闷，胸胁疼痛。

48.督俞次

位置：在背部，当第6胸椎棘突旁开，竖脊肌隆起处。

局部解剖：皮肤—皮下组织—胸腰筋膜、胸6脊神经固有神经孔—菱形肌—竖脊肌—肋骨。布有胸5、6脊神经后支、肌支。深层为胸腔。

主治：胸背疼痛，胸闷，心悸，胸胁疼痛。

49.心俞次

位置：在背部，当第5胸椎棘突旁开，竖脊肌隆起处（图4-52）。

局部解剖：皮肤—皮下组织—胸腰筋膜、胸5脊神经后支固有神经孔—斜方肌—菱形肌—竖脊肌—肋骨。布有胸4、5脊神经后支。深部为胸腔。

主治：胸背疼痛，胸闷，胸痛，心悸，心前区疼痛。

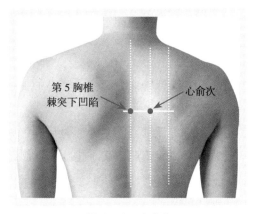

图4-52　心俞次

50.厥阴俞次

位置：在背部，当第4胸椎棘突旁开，竖脊肌隆起处。

局部解剖：皮肤—皮下组织—胸腰筋膜、胸4脊神经后支固有神经孔—斜方肌—菱形肌、后上锯肌—竖脊肌—肋骨。布有胸3、4脊神经后支、肌支。深部为胸腔。

主治：胸背疼痛，胸闷，胸痛，心悸，胸胁疼痛，心前区疼痛，哮喘。

51.肺俞次

位置：在背部，当第3胸椎旁开，竖脊肌隆起处。

局部解剖：皮肤—皮下组织—胸腰筋膜、胸3脊神经后支固有神经孔—斜方肌、菱形肌、上后锯肌、竖脊肌—肋骨。布有胸2、3脊神经后支、肌支。深层为胸腔。

主治：胸背疼痛，胸闷，哮喘，心前区疼痛。

52. 风门次

位置：在背部，当第 2 胸椎棘突旁开，竖脊肌隆起处。

局部解剖：皮肤—皮下组织—胸腰筋膜、胸 2 脊神经固有神经孔—斜方肌、菱形肌、后上锯肌、竖脊肌—肋骨。布有胸 1、2 脊神经后支、肌支。深部为胸腔。

主治：胸背疼痛，胸闷，心悸，哮喘，心前区疼痛。

53. 大杼次

位置：在背部，当第 1 胸椎棘突旁开，当竖脊肌隆起处。

局部解剖：皮肤—皮下组织—胸背筋膜、胸神经后支固有神经孔—斜方肌、菱形肌、后上锯肌、竖脊肌—肋骨。布有胸 1 脊神经后支、肌支。深层为胸腔。

主治：胸背疼痛，颈项疼痛，胸闷，哮喘，心悸。

54. 下髎次

位置：在骶部，当第 4 骶骨后孔缘处。

局部解剖：皮肤—皮下组织—胸腰筋膜、骶结节韧带、骶髂背侧韧带—臀内侧皮神经。

主治：腰骶疼痛，腰痛向下肢放射痛，腰痛牵引小腹疼痛。

55. 中髎次

位置：在骶部，当第 3 骶骨后孔缘处。

局部解剖：皮肤—皮下组织—胸腰筋膜、骶髂背侧韧带、臀内侧皮神经。

主治：腰骶疼痛，腰骶痛向下肢放射，腰骶痛引小腹。

56. 次髎次

位置：在骶部，当第 2 骶骨后孔缘处。

局部解剖：皮肤—皮下组织—胸腰筋膜、骶骨背侧韧带—臀内侧皮神经—骶骨。

主治：腰骶疼痛，腰骶疼痛向下肢放射，腰骶痛引小腹。

57. 上髎次

位置：在骶部，当第 2 骶骨后孔缘处。

局部解剖：皮肤—皮下组织—胸腰筋膜—骶髂背侧韧带—臀内侧皮神经。

主治：腰骶疼痛，腰骶疼痛向下肢放射，腰骶痛引小腹。

58. 骶后上棘

位置：在骶部，正当骶后上棘处。

局部解剖：皮肤—皮下组织—胸腰筋膜—骶后上棘。布有臀内皮神经。

主治：腰骶痛、腰腿痛。

59. 骶 5 棘突

位置：在骶部，正当第 5 骶骨棘突处。

局部解剖：皮肤—皮下组织—骶骨皮下滑液囊—骶髂背侧韧带—骶骨裂孔。布有臀内侧皮神经。深层为硬脊膜外腔。

主治：骶尾部疼痛，腰痛，下肢疼痛。

60. 骶 4 棘突

位置：在骶部，正当第 4 骶骨棘突处。

局部解剖：皮肤—皮下组织—骶结节韧带—骶 4 棘突。布有臀内皮神经。

主治：腰骶疼痛，腰疼痛，腰腿疼痛。

61. 骶 3 棘突

位置：在骶部，正当第 3 骶骨棘突处。

局部解剖：皮肤—皮下组织—骶结节韧带—骶 3 棘突。布有臀内皮神经。

主治：腰骶疼痛，腰疼痛，腰腿疼痛。

62. 骶 2 棘突

位置：在骶部，正当第 2 骶骨棘突处。

局部解剖：皮肤—皮下组织—骶结节韧带—骶 2 棘突。布有臀内皮神经。

主治：腰骶疼痛，腰疼痛，腰腿疼痛。

63. 骶 1 棘突

位置：在骶部，正当第 1 骶骨棘突处。

局部解剖：皮肤—皮下组织—第 5 骶骨棘突—棘间韧带。布有腰 5 脊神经后支。

主治：腰痛，腰骶疼痛，腰腿痛。

64. 腰 5 棘突

位置：在腰部，当第 5 腰椎棘突顶端。

局部解剖：皮肤—皮下组织—背阔肌腱膜、棘上韧带、棘间韧带。布有腰 5 脊神经支。深部为椎管。

主治：腰痛疼痛，腰腿痛。

65. 腰 4 棘突

位置：在腰部，当第 4 腰椎棘突顶端处。

局部解剖：皮肤—皮下组织—背阔肌腱膜、棘上韧带、棘间韧带。布有腰 4 脊神经后支。深部为椎管。

主治：腰背疼痛，腰腿痛。

66.腰 3 棘突

位置： 在腰部，当第 3 腰椎棘突顶端处。

局部解剖： 皮肤—皮下组织—背阔肌腱膜、棘上韧带、棘间韧带。布有腰 3 脊神经后支。深部为椎管。

主治： 腰背疼痛，腰腿痛。

67.腰 2 棘突

位置： 在腰部，当第 2 腰椎棘突顶端处。

局部解剖： 皮肤—皮下组织—背阔肌腱膜、棘上韧带、棘间韧带。布有腰 2 脊神经后支。深部为椎管。

主治： 腰背疼痛，腰腿痛。

68.腰 1 棘突

位置： 在腰部，当第 1 腰椎棘突顶端处。

局部解剖： 皮肤—皮下组织—背阔肌腱膜、棘上韧带、棘间韧带。布有腰 1 脊神经后支。深部为椎管。

主治： 腰背部疼痛，腰腿痛。

69.胸 12 棘突

位置： 在背部，当第 12 胸椎棘突顶端处。

局部解剖： 皮肤—皮下组织—斜方肌、背阔肌腱膜、棘上韧带、棘间韧带。布有胸 12 脊神经后支。深部为椎管。

主治： 腰背疼痛。

70.胸 11 棘突

位置： 在背部，当第 11 胸椎棘突顶端处。

局部解剖： 皮肤—皮下组织—斜方肌、背阔肌腱膜、棘上韧带、棘间韧带。布有胸 11 脊神经后支。深部为椎管。

主治： 腰背疼痛。

71.胸 10 棘突

位置： 在背部，当第 10 胸椎棘突顶端处。

局部解剖： 皮肤—皮下组织—斜方肌腱膜、棘上韧带、棘间韧带。布有胸 10 脊神经后支。深部为椎管。

主治： 胸背疼痛。

72.胸 9 棘突

位置： 在背部，当第 9 胸椎棘突顶端处。

局部解剖： 皮肤—皮下组织—斜方肌腱膜、棘上韧带、棘间韧带。布有胸

9 脊神经后支。深部为椎管。

主治： 胸背疼痛。

73. 胸 8 棘突

位置： 在背部，当第 8 胸椎棘突顶端处。

局部解剖： 皮肤—皮下组织—斜方肌腱膜、棘上韧带、棘间韧带。布有胸 8 脊神经后支。深部为椎管。

主治： 胸背疼痛。

74. 胸 7 棘突

位置： 在背部，当第 7 胸椎棘突顶端处。

局部解剖： 皮肤—皮下组织—斜方肌腱膜、棘上韧带、棘间韧带。布有胸 7 脊神经后支。深部为椎管。

主治： 胸背疼痛。

75. 胸 6 棘突

位置： 在背部，当第 6 胸椎棘突顶端处。

局部解剖： 皮肤—皮下组织—斜方肌腱膜、棘上韧带、棘间韧带。布有胸 6 脊神经后支。深部为椎管。

主治： 胸背疼痛，颈项痛，胸闷，心悸。

76. 胸 5 棘突

位置： 在背部，当第 5 胸椎棘突顶端处。

局部解剖： 皮肤—皮下组织—斜方肌腱膜、菱形肌腱膜、上后锯肌腱膜、棘上韧带、棘间韧带。布有胸 5 脊神经后支。深部为椎管。

主治： 胸背疼痛，颈项痛，胸闷，心悸。

77. 胸 4 棘突

位置： 在背部，当第 4 胸椎棘突顶端处。

局部解剖： 皮肤—皮下组织—斜方肌腱膜、菱形肌腱膜、上后锯肌腱膜、棘上韧带、棘间韧带。布有胸 4 脊神经后支。深层为椎管。

主治： 胸背疼痛，颈项痛，胸闷，心悸。

78. 胸 3 棘突

位置： 在背部，当第 3 胸椎棘突顶端处。

局部解剖： 皮肤—皮下组织—斜方肌腱膜、菱形肌腱膜、上后锯肌腱膜、棘上韧带、棘间韧带。布有胸 3 脊神经后支。深部为椎管。

主治： 胸背疼痛，颈项痛，胸痛，胸闷，气短。

79. 胸 2 棘突

位置： 在背部，当第 2 胸椎棘突顶端处。

局部解剖： 皮肤—皮下组织—斜方肌腱膜、菱形肌腱膜、上后锯肌腱膜、棘上韧带、棘间韧带。布有胸 2 脊神经后支。深部为椎管。

主治： 胸背疼痛，颈项痛，胸痛，胸闷，气短。

80. 胸 1 棘突

位置： 在背部，当第 1 胸椎棘突顶端处。

局部解剖： 皮肤—皮下组织—斜方肌腱膜、菱形肌腱膜、上后锯肌腱膜、棘上韧带、棘间韧带。布有胸 1 脊神经后支。深部为椎管。

主治： 胸背部疼痛，颈项痛，胸痛，胸闷，气短。

81. 天柱次

位置： 在颈部，当寰枢椎旁，斜方肌、颈夹肌隆起处（图 4-53）。

局部解剖： 皮肤—皮下组织—项筋膜—斜方肌、头夹肌、半棘肌、椎枕肌—颈椎横突。布有第 3 颈神经后支、枕大神经。

主治： 颈项疼痛，头痛，头晕，心悸，颈肩疼痛。

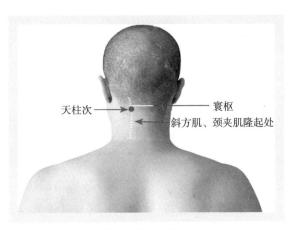

图 4-53　天柱次

82. 玉枕次

局部解剖： 头皮—皮下组织—枕额肌、第 3 颈神经、枕大神经。深层为颅骨。

主治： 头痛、头眩晕。

83. 颈 7 棘突

位置： 在颈部，当第 7 颈椎棘突顶端处。

局部解剖： 皮肤—皮下组织及脂肪垫—斜方肌腱膜、菱形肌腱膜、后上锯肌腱膜、项韧带。布有颈 7 脊神经后支。深部为椎管。

主治： 颈背疼痛，头痛，头晕。

84. 颈 6 棘突

位置： 在颈部，当第 6 颈椎棘突顶端处。

局部解剖： 皮肤—皮下组织—斜方肌腱膜、菱形肌腱膜、项韧带。布有颈

6 脊神经后支。深部为椎管。

主治：颈项及肩背疼痛，头痛，头晕。

85. 颈 5 棘突

位置：在颈部，当第 5 颈椎棘突顶端处。

局部解剖：皮肤—皮下组织—斜方肌腱膜、菱形肌腱膜、项韧带。布有颈 5 脊神经后支。深部为椎管。

主治：颈肩疼痛，头痛，头晕。

86. 颈 4 棘突

位置：在背部，当第 4 颈椎棘突顶端处。

局部解剖：皮肤—皮下组织—斜方肌腱膜、菱形肌腱膜、项韧带。布有颈 4 脊神经后支。深部为椎管。

主治：颈肩疼痛，头痛，头晕。

87. 颈 3 棘突

位置：在背部，当第 3 椎棘突顶端处。

局部解剖：皮肤—皮下组织—斜方肌腱膜、项韧带。布有颈 3 脊神经后支。深部为椎管。

主治：颈肩疼痛，头痛，头晕。

88. 颈 2 棘突

位置：在颈部，当第 2 颈椎棘突顶端处。

局部解剖：皮肤—皮下组织—斜方肌腱膜、项韧带。布有颈 2 脊神经后支。深部为椎管。

主治：颈肩疼痛，头痛，头晕。

89. 颈 1 棘突

位置：在颈部，当第 1 颈椎棘突顶端处。

局部解剖：皮肤—皮下组织—斜方肌腱膜、项韧带。布有颈 1 脊神经后支。深部为椎骨，布有椎动脉，上方为枕骨大孔。

主治：颈肩疼痛，头痛，头晕。

90. 百会次

位置：在头顶部，当头顶冠矢点处。

局部解剖：皮肤—皮下组织—帽状筋膜—枕大神经、额神经支。深部为颅骨矢状缝或冠矢点。

主治：头痛，头晕。

91. 阳白次

位置: 在额部，当额肌肌腹处（图4-54）。

局部解剖: 皮肤—额枕肌、眶上神经—颅骨。布有三叉神经第1支。

主治: 头痛。

92. 鱼腰次

位置: 在额部，当眶上缘，眶上孔处。

局部解剖: 皮肤—皮下组织—眼轮匝肌—眶上孔、眶上神经。布眶上神经及面神经支。

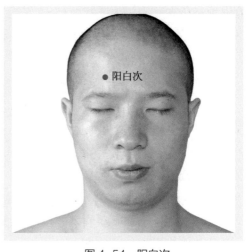

图4-54　阳白次

主治: 头痛，视物不清，心悸。

93. 攒竹次

位置: 在额部，当眉头下，眶上缘处。

局部解剖: 皮肤—皮下组织、滑车上神经—皱眉肌—眶上缘。

主治: 头痛，视物不清。

94. 印堂次

位置: 在鼻根部，当鼻根凹陷处。

局部解剖: 皮肤—皮下组织—降眉肌。布有滑车上神经。深部为鼻额点。

主治: 头痛，视物不清。

第十二节　足少阳经筋

一、足少阳经筋的循行与分布

【原文】

足少阳之筋，起于小指次指，上结外踝，上循胫外廉，结于膝外廉；其支者，别起外辅骨，上走髀，前者结于伏兔之上，后者结于尻。其直者，上乘䏚[1]、季胁，上走腋前廉，系于膺乳，结于缺盆。直者，上出腋，贯缺盆，出太阳之前，循耳后，上额角，交巅上，下走颔，上结于頄；支者，结于目外眦[2]，为外

维[3]。(《灵枢·经筋》)（图4-55）

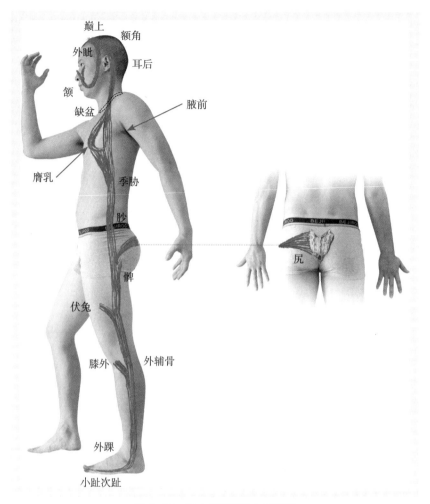

图 4-55　足少阳经筋分布示意图

【注释】

1.䏚：腹部季胁之下空软处。

2.结于目外眦：目后原无"外"字，据《针灸甲乙经》《太素》补。

3.外维：指维系目外眦之筋，此筋收缩即可左右盼视。

【译文】

足少阳胆经的经筋，起于第四趾，上结于外踝，再向上沿胫外侧结于膝外侧。其分支另起于腓骨部，上走大腿外侧，前边结于伏兔（股四头肌部），后边结于骶部。直行支经侧腹季胁，上走腋前方，联系于胸侧和乳部，结于缺盆。直行支上出腋部，通过缺盆，走向太阳经的前方，沿耳后上绕到额角，交会于头顶，向下走向下额，上方结于鼻旁。分支结于外眦成"外维"。

二、足少阳经筋病候

足少阳经筋病候，病证名，又名孟春痹，十二经筋病候之一。

【原文】

足少阳经筋……其病小指次指支转筋，引膝外转筋，膝不可屈伸，腘筋急，前引髀，后引尻，即上乘䏚，季胁痛，上引缺盆、膺乳、颈维筋急，从左之右，右目不开[1]，上过右角，并跷脉而行，左络于右，故伤左角，右足不用，命曰维筋相交[2]。治在燔针劫刺，以知为数，以痛为输。名曰孟春痹也。(《灵枢·经筋》)

【注释】

1. 从左之右，右目不开：《太素》杨注："此筋本起于足，至项上而交至左右目，故左箱有病，引右箱，目不得开；右箱有病，引左箱，目不得开也。"

2. 维筋相交：《太素》杨注："跷脉至于目眦，故此筋交颠左右，下于目眦，与之并行也。筋既交于左右，故伤左额角，右足不用；伤右额角，左足不用，以此维筋相交故也。"

【译文】

足少阳经之筋发病，可见足第四趾支撑不适，掣引转筋，并牵连膝外侧转筋，膝部不能随意屈伸，腘部的经筋拘急，前面牵连髀部，后面牵引尻部，向上牵及胁下空软处及胁部作痛，向上牵引缺盆、胸侧、颈部所维系的筋发生拘急。如果从左侧向右侧维络的筋拘急时，则右眼不能张开。因此筋上过右额角与跷脉并行，阴阳跷脉在此互相交叉，左右之筋也是交叉的，左侧的维络右侧，所以左侧的额角筋伤，会引起右足不能活动，这叫维筋相交。治疗这一病证应当用火针疾刺疾出的方法，针刺的次数以病愈为度，针刺的穴位就是感觉疼痛的地方。这种病证称为孟春痹。

三、足少阳经筋的筋结点与结筋病灶点

1. 趾趾4

位置：在足背部，当第4趾，趾间关节背侧面。

局部解剖：皮肤—皮下组织—皮下滑液囊—趾间关节囊—趾间关节。布有趾背神经。

主治：足趾疼痛，踝关节疼痛。

2. 下丘墟

位置：在足背部，当足跟、距骨、骰骨交界处。

局部解剖：皮肤—皮下组织—腓骨肌下支持带—跗骨窦。布有足背中间皮神经。

主治：足踝疼痛，膝关节疼痛，腰髋疼痛。

3. 丘墟次

位置：在足背部，当足外踝前下凹陷中。

局部解剖：皮肤—皮下组织—腓骨肌上支持带—距腓前韧带—踝关节。布有足外侧皮神经。

主治：踝关节疼痛，膝关节疼痛，腰腿疼痛。

4. 光明次

位置：在小腿外侧，当腓骨中下 1/3 交界，腓骨前缘处（图 4-56）。

局部解剖：皮肤—皮下组织—小腿筋膜—腓骨短肌、趾长伸肌、长伸肌、胫骨前肌—小腿骨间膜。布有腓浅神经、腓肠外侧皮神经。深层有腓深神经、胫前动静脉。

主治：腿痛，踝痛，膝部疼痛，腰髋疼痛，足趾发凉、麻木。

5. 陵下次

位置：在小腿外侧，当腓骨颈后下缘处。

局部解剖：皮肤—皮下组织—小腿筋膜—腓骨长肌腱弓—腓总神经—腓骨。布有腓肠外侧皮神经。

主治：小腿疼痛，踝关节疼痛，膝关节疼痛，腰痛，下肢麻痹、无力。

6. 阳陵次

位置：在小腿外侧，当腓骨小头前缘（图 4-57）。

局部解剖：皮肤—皮下组织—小腿筋膜—髂胫束、趾长伸肌、胫骨前肌。布有腓肠外侧皮神经。

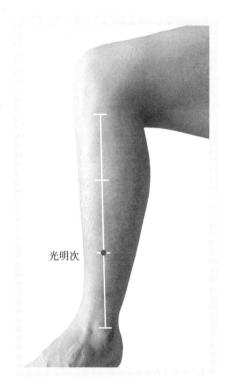

光明次

图 4-56　光明次

主治：小腿疼痛，膝关节疼痛，腰痛，下肢麻痹、无力。

7. 陵后次

位置：在小腿外侧，当腓骨小头后侧缘。

局部解剖：皮肤—皮下组织—小腿筋膜—股二头肌肌腱、腓总神经干。布有腓肠外侧皮神经。

主治：小腿疼痛，膝关节疼痛，腰痛，下肢麻痹、无力。

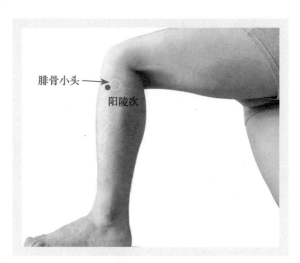

图 4-57　阳陵次

8. 腓骨小头

位置：正当腓骨小头上缘。

局部解剖：皮肤—皮下组织—小腿筋膜—膝外侧副韧带—滑液囊—腓骨。布有腓肠外侧皮神经。

主治：膝关节疼痛。

9. 成腓间

位置：在膝外侧，正当膝关节间隙处。

局部解剖：皮肤—皮下组织—膝筋膜—膝外侧副韧带—滑液囊—膝关节囊。布有股外侧皮神经。

主治：膝关节疼痛，腰腿痛。

10. 成骨次

位置：在股外侧，正当股骨外侧髁处。

局部解剖：皮肤—皮下组织—大腿筋膜—膝外侧副韧带—滑液囊—股骨外髁。布有股外侧皮神经。

主治：膝关节疼痛，腰腿痛。

11. 风市次

位置：在股外侧，股骨中点外凸处（图 4-58）。

局部解剖：皮肤—皮下组织—腿筋膜—髂胫束、股外侧肌—股骨。布有股外侧皮神经。

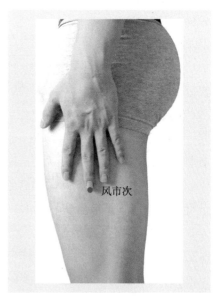

图 4-58　风市次

主治：股外侧疼痛，膝关节疼痛，下肢麻痹、无力。

12. 上风室

位置：在股外侧，股骨大转子直下，股骨中下 1/3 交点处。

局部解剖：皮肤—皮下组织—大腿筋膜—髂胫束—股外侧肌、股二头肌肌间隔—股骨。布有股外侧皮神经。

主治：股外侧疼痛，股痛向小腿、足踝放射，髋关节疼痛。

13. 髀枢

位置：在臀部，正当股骨大转子隆凸处。

局部解剖：皮肤—皮下组织、皮下滑囊—臀筋膜—臀大肌腱膜—髂胫束—大转子滑液囊—大转子。布有股外侧皮神经。

主治：髋股疼痛，髋部弹响，腰臀疼痛，下肢麻痹、无力。

14. 髀枢上

位置：在臀部，当大转子上缘处。

局部解剖：皮肤—皮下组织—臀筋膜—阔筋膜张肌—阔筋膜张肌肌腱下滑囊—臀中肌—股骨转子窝。布有臀上皮神经、臀上神经。

主治：髋部疼痛，股膝疼痛，下腹部疼痛，腰痛向小腿放射。

15. 髀枢内

位置：在髋部，当股骨大转子尖内侧缘处。

局部解剖：皮肤—皮下组织—臀筋膜—臀中肌、臀小肌、梨状肌及肌腱间滑液囊。布有臀上皮神经、臀上神经。深层内前方有髋关节囊。

主治：髋部疼痛，腰臀疼痛向小腿放射疼痛，下肢麻痹、无力。

16. 中空次

位置：在髋部，当大转子后缘直上，扩筋膜张肌后缘中点处。

局部解剖：皮肤—皮下组织—臀筋膜—阔筋膜张肌、臀上神经。布有臀上皮神经。

主治：髋部疼痛，腰臀疼痛向下肢放射痛，下肢麻痹、无力。

17. 健胯次

位置：在髋部，当髂骨翼外侧方，臀中肌肌腹处。

局部解剖：皮肤—皮下组织—臀筋膜—臀中肌、臀小肌—髂骨翼。布有臀上皮神经。

主治：腰痛，髋部疼痛，腰臀疼痛向下肢放射痛，膝关节疼痛，踝关节疼痛。

18. 腰宜次

位置：在臀部，当髂嵴后缘，骶棘肌外缘与髂嵴最高点之间 2～5 点，即臀上皮神经骨纤维管处。

局部解剖：皮肤—皮下组织—臀筋膜、腰背筋膜—臀上皮神经骨性纤维管2～5个—臀上皮神经。布有臀上皮神经、第4腰神经后支。

主治：腰痛，腰痛向臀或下肢放射痛，膝关节疼痛，小腿外侧疼痛，下肢无力。

19.腰眼次

位置：在髂嵴上方，骶棘肌外缘处。

局部解剖：皮肤—皮下组织—胸腰筋膜—背阔肌、竖脊肌、腹外斜肌—腰方肌—腰神经丛、腰5横突。布有臀上皮神经、腰5神经后皮支。深部为腹腔。

主治：腰痛，腰腿疼痛。

20.京门次

位置：在胁部，当第12肋游离端。

局部解剖：皮肤—皮下组织—腹筋膜—腹外斜肌—腹内斜肌—腹横肌—十二肋。布有第11、12胸神经皮支与肌支。深层为腹腔。

主治：胸胁痛，腰痛，腹痛。

21.章门次

位置：在胁部，正当第11肋游离端（图4-59）。

局部解剖：皮肤—皮下组织—胸腹筋膜—腹外斜肌—腹内斜肌、腹横肌—第11肋骨。布有第10胸神经皮支及肌支。深层为腹腔。

主治：胸胁痛，腰痛，腹痛，胸闷，纳呆。

22.腹哀次

位置：在胁部，当肋骨联合中外1/3交界处。

局部解剖：皮肤—皮下组织—腹筋膜—腹外、腹内斜肌—肋骨联合。布有第6胸神经皮支。深层为腹腔。

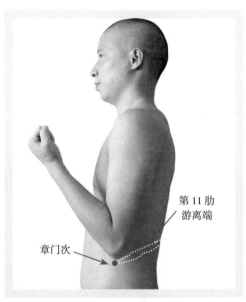

第11肋游离端

章门次

图4-59　章门次

主治：胸胁疼痛，腹痛，胃脘痛，胸闷，腹胀，呕恶。

23.日月次

位置：在胸部，当第9肋，肋骨及肋软骨联合处。

局部解剖：皮肤—皮下组织—胸筋膜—腹外斜肌、腹内斜肌、腹横肌—肋骨。布有第9胸神经皮支及肌支。深部为腹腔。

主治：胸胁痛，腹痛，腹胀，呕恶，纳呆。

24. 期门次

位置：在胁部，当第6肋，肋骨与肋软骨连接处（图4-60）。

局部解剖：皮肤—皮下组织—胸筋膜—腹内斜肌、腹外斜肌、胸大肌、胸小肌—第6肋。布有第6胸神经皮支及肌支。深部为胸腔。

主治：胸痛，胸闷，腹痛，纳呆，呕恶。

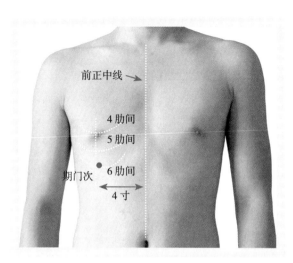

图4-60　期门次

25. 食窦次

位置：在胸部，当第5肋肋骨与软骨结合部处。

局部解剖：皮肤—皮下组织—胸筋膜—胸大肌—前锯肌—肋骨。布有第5肋神经皮支及肌支。深层为胸腔。

主治：胸痛，胸闷，心悸，心前区痛，腹痛。

26. 天溪次

位置：在侧胸部，当前锯肌于第4肋浅面附着处。

局部解剖：皮肤—皮下组织—胸筋膜—胸大肌—前锯肌—第4肋骨。布有第4肋神经皮支和肌支。深层为胸腔。

主治：胸痛，胸闷，心悸，心前区痛。

27. 气户次

位置：在胸部，当锁骨中外1/3交点，锁骨下缘处。

局部解剖：皮肤—皮下组织—胸筋膜—胸大肌—锁骨下肌、喙锁韧带、肋锁韧带。布有锁骨上神经。深层为锁骨下动脉、胸腔。

主治：胸痛，胸闷，气短，肩痛。

28. 缺盆次

位置：在颈部，锁骨上窝内，当第1肋斜角肌结节处。

局部解剖：皮肤—皮下组织—颈筋膜—前斜角肌、臂丛神经、第1肋。布有锁骨上神经。深部为胸腔。

主治：胸痛，颈肩痛，胸闷，上肢麻木、无力。

29. 气舍次

位置：在颈部，当锁骨中内 1/3 交点，锁骨上缘，胸锁乳突肌锁骨头止点处。

局部解剖：皮肤—皮下组织—颈阔筋膜—胸锁乳突肌锁骨头、锁骨。布有锁骨上内侧神经、颈横神经、面神经颈支。深层为胸腔、星状神经节。

主治：颈项疼痛，项强，胸闷，头痛。

30. 天突旁

位置：在颈根部，当胸骨切迹上缘锁骨端。

局部解剖：皮肤—皮下组织—颈阔筋膜—胸锁乳突肌胸骨头、胸骨体。布有锁骨上皮神经。深层为胸腔。

主治：颈项疼痛，胸闷，气短，梅核气。

31. 天鼎次

位置：在侧颈部，正当胸锁乳突肌胸骨头与锁骨头结合部。

局部解剖：皮肤—皮下组织—颈阔筋膜—胸锁乳突肌。布有锁骨上神经、颈横神经。深层为颈总动脉、静脉。

主治：颈项疼痛，头痛，斜颈。

32. 天牖次

位置：在颈部，当胸锁乳突肌后缘中上 1/3 交点处。

局部解剖：皮肤—皮下组织—枕小神经、颈横神经、耳大神经、颈前皮神经—胸锁乳突肌、副神经—颈丛（颈丛皮神经、膈神经支）—中斜角肌、肩胛提肌—颈绊（颈神经、舌下神经）。深部为颈动、静脉，交感神经颈段。

主治：颈肩痛，咽异物感，上肢冷痛，面血管扩张，少汗，瞳孔缩小，上睑下垂，眼球内陷。

33. 完骨次

位置：在头部，当耳后乳突下缘处。

局部解剖：皮肤—皮下组织—胸锁乳突肌、头夹肌、头最长肌—乳突。布有耳大神经、枕小神经。深层有茎乳突孔、面神经。

主治：颈项痛，头痛，口渴，斜颈。

34. 风池次

位置：在枕部，当枕骨上、下项线斜方肌，椎枕肌抵止处（图 4-61）。

局部解剖：皮肤—皮下组织—斜方肌、枕大神经、枕神经—头夹肌、头最长肌、颈夹肌—头后大小直肌、头后上下斜肌、椎动脉—枕骨。

主治：头痛，项强痛，头晕，心悸，视物不清。

35.率谷次

位置：在侧头部，耳尖直前上一横指处。

局部解剖：皮肤—皮下组织—颞筋膜—耳上肌、颞肌。布有枕大神经、耳颞神经。深部为颅骨。

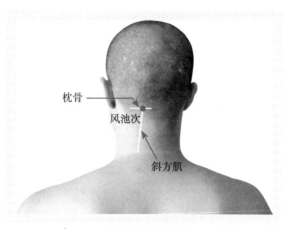

图 4-61　风池次

主治：偏头痛，咀嚼痛，颈项痛。

36.承灵次

位置：在侧头部，当耳后乳突直上，与上下颞线交点处。

局部解剖：皮肤—皮下组织—帽状筋膜—颞肌—颅骨上下颞线。布有枕大神经、耳颞神经。

主治：偏头痛，头晕。

37.正营次

位置：在侧头部，正当耳尖直上，与上下颞线交点处。

局部解剖：皮肤—皮下组织—颞筋膜—颞肌—颅骨上下颞线。布有枕大神经、耳颞神经、眶上神经。

主治：偏头痛，头晕。

38.目窗次

位置：在侧头部，当耳前发际直上，交上下颞线处。

局部解剖：皮肤—皮下组织—颞筋膜—颞肌—上下颞线。布有眶上神经、耳颞神经。

主治：偏头痛，头晕。

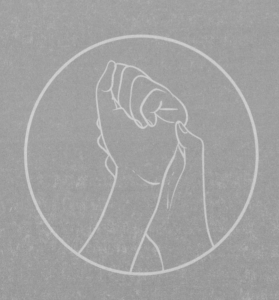

诊治技法篇

第五章　经筋疾病治疗总则

第一节　八纲辨证

八纲辨证就是以望、闻、问、切四诊所获得的临床资料为依据，对病症的病位病性以及正邪关系等情况进行综合分析，将其归纳为阴、阳、表、里、寒、热、虚、实八种情况的辨证论治方法，是各种辨证论治的总纲。在经筋证候中，除与经筋损伤相关外，也常反映为与八纲所总结的病症的病位病性以及正邪关系等情况有关，从调理病症以及正邪角度上根治经筋疾病。任何一个病证，都可以用八纲来归纳。论病证的类别，不属于阴，便属于阳；论病证的深浅，不属于表，便属于里；论病证的性质，不属于寒，便属于热；论正邪的盛衰，不属于虚，便属于实。在八纲中，表里、寒热、虚实六纲又可以用阴阳二纲加以概括。表证、热证、实证属阳；里证、寒证、虚证属阴。所以，阴阳又是八纲中的总纲。在《灵枢·经脉》的每一条经脉的病候中，均有气有余和气不足的证候分类，并针对寒热虚实的证候特点，提出了"盛则泻之、虚则补之、热则疾之、寒则留之、陷下则灸之、不盛不虚以经取之"的论治原则和具体方法。后世医家在此基础上总结为八纲辨证论治的方法。

一、阴阳证治

阴阳指疾病的类别。小之可表示一个证情，大之可概括整个疾病，为八纲证治的总纲。在临床上，任何一种病证都可以分为阴证和阳证两大类别予以论治。一般而论，凡不及的、抑制的、衰退的、低下的和里证、寒证、虚证属阴证的范畴；而太过的、兴奋的、旺盛的、亢进的和表证、热证、实证则属阳证的范畴。在临床上，阴证习惯上指虚寒证，阳证习惯上指实热证。张仲景继承、发展《黄帝内经》中关于阴阳二纲的认识，结合脏腑、经脉的证候特点，也把伤寒病分为三阴证、三阳证。阴阳二纲在八纲论治中的统帅作用可见一斑。

《素问·阴阳应象大论篇》云"阴阳者，天地之道也，万物之纲纪，变化之父母"，是言阴阳的生理意义；"阴胜则阳病，阳胜则阴病"是言阴阳的病理变化;"善诊者,察色按脉,先别阴阳"是言阴阳的诊断价值;《素问·至真要大论篇》谓"谨察阴阳所在而调之,以平为期",《素问·生气通天论篇》云"阴平阳秘,精神乃治"是言调理阴阳在治疗上的作用;《灵枢·终始》云"阴盛而阳虚,先补其阳,后泻其阴而和之;阴虚而阳盛,先补其阴,后泻其阳而和之"和《针灸甲乙经》云"病先起于阴者,先治其阴而后治其阳;病先起于阳者,先治其阳而后治其阴",则是介绍调治阴阳的具体步骤和方法。

《灵枢·根结》说:"用针之要,在于知调阴与阳。"《灵枢·寿夭刚柔》说:"审知阴阳,刺之有方,得病所始,刺之有理。"针灸疗法对阴证的治疗大法是温中、散寒、补虚,针灸并用,重用灸法,针则深而久留,施行补法,灸则宜温和灸。阳证治宜解表、清热、泻实,只针不灸或多针少灸,针则浅刺疾出或点刺出血(泻法),灸则宜瘢痕灸,并速吹其火。

针灸调节阴阳的作用与刺灸手法有关。例如临证取照海、申脉二穴治疗阴盛阳虚的多寐、癫痫,应泻阴补阳(泻照海、补申脉);反之,用于阳盛阴虚的失眠、狂证,则应补阴泻阳(补照海、泻申脉)。

在疾病的发展和治疗过程中,阴证与阳证常常互相转化。若阴证转化为阳证,说明病情有所好转;如若阳证转化为阴证,提示病情有加重的倾向。

二、表里证治

表里指病变部位的内外深浅和病情传变、转化的趋势。明辨表里,有利于判断病位的深浅,把握疾病的传变趋向。

疾病在经脉、皮肉者属表。六淫之邪侵犯体表,症状反映在外的称为表证。一般发病较急、病位较浅、病势较轻、病程较短。主症为发热恶寒、肌肤疼痛或麻木,苔薄、脉浮。治宜通经活络、疏散表邪。根据表寒、表热、表虚、表实的不同决定针灸措施或补泻手法。表热、表实者只针不灸,针用泻法,浅刺疾出;表寒、表虚者针灸并用、补泻兼施,表寒者留针,表虚者多灸。常取诸阳经腧穴,如大椎、合谷、曲池、列缺、外关、风池、风府、风门、肺俞等疏散表邪,卫外而固。

疾病在脏腑、筋骨者属里。病邪侵入体内,波及脏腑,临床表现在内的称为里证。一般发病较慢、病位较深、病势较重、病程较长。主症表现为脏腑功能的紊乱、筋骨疼痛,苔厚、脉沉。治宜通调脏腑、行气活血。根据里寒、里热、里虚、里实的不同决定针灸措施和补泻方法。里热、里实者只针不灸,深刺用泻法。例如胃肠实热的里实、里热证常取中脘、天枢、大横、支沟、丰隆、足三里、上下巨虚等清热泻火、通调腑气。里寒、里虚证针灸并用，里虚者轻刺、补法、重灸；里寒者补泻兼施、深刺久留。例如脏腑功能低下或寒邪直接侵犯胃肠的里虚、里寒证多取中脘、气海、神阙、关元、足三里、三阴交、背俞穴等温中散寒，补脏腑之虚。

　　在临床中，表里病证也是相互转化的。表证可以入里，里证也可以出表。如先有外感表证，慢慢出现口苦、胸中满闷、呕吐、不欲食，是表邪连及胸中，渐入于里；若继而又见心烦、失眠、口渴或腹痛、泻痢等，便是病邪进一步入里的证候，表示病情加重。如先有胸闷、咳逆、烦躁等里证，渐之发热汗出或见肌表出疹，即属里证达表的迹象，说明病情减轻。如若表邪入内，未及于里，或里证外出，未达于表，则称之为半表半里证。症见寒热往来、胸胁苦满、心烦喜呕、默默不欲食、口苦咽干、脉弦等。治宜疏调三焦、和解少阳。常取手足少阳经穴，如阳池、外关、支沟、三阳络、内关、间使、丘墟、阳陵泉等，多针少灸，针用泻法。

三、寒热证治

　　寒热指疾病的性质。寒证是机体阴气过盛或阳气虚弱、不能抵御寒邪而导致的病证。主症为面色苍白、形寒肢冷、口不渴或渴喜热饮、小便清长、大便溏薄，舌淡苔润、脉象迟缓。病位有在表者，也有在里者；病情有属虚者，也有属实者。临证应根据不同情况区别对待。根据"寒则（温之）留之"的原则，治宜温通经脉、助阳散寒。一般宜针灸并用、补泻兼施。对于寒邪在表、留于经脉、肌肤疼痛或麻木者，艾灸最为适宜，也可以用皮肤针叩刺或加拔火罐。对于寒邪在里，凝滞脏腑者，因阳虚寒甚，难以得气，针宜深而久留，以候经气。阳气得复，寒邪乃散。温针之法尤为适宜，使温热之气随针体直达深层，驱散寒邪。虚寒者重用灸法以温中补虚、助阳散寒。可用"烧山火"综合补的手法。热证是机体阳气过盛或阴气不足，不能抗御热邪导致的病证。有表热、里热、虚热、实热之分。实热证为身热面赤、口渴喜冷饮、大便秘结、小便短赤，舌红苔黄、脉数；治疗原则是"热则疾之"，只针不灸，针用泻法，浅刺疾出，可不留针。例如热邪在表的风热感冒，常取阳经腧穴大椎、曲池、合谷、外关等清热解表，可浅刺不留针。若伴咽喉肿痛者可加少商、鱼际点刺出血。热闭清窍，症见高热抽搐、神昏谵语，常取人中、十宣、十二井、大椎、耳尖、合谷、太冲等穴急刺、重刺或点刺出血以清泄热毒、醒神开窍。热邪在里，症见大热、大汗、大渴、脉洪大以及大便秘结、小便短赤，常取合谷、曲池、支沟、丰隆、足三里、上巨虚、下巨虚、委阳以清泄里热、通调腑气。因热邪深伏，也可以深刺留针，并可施以"透天凉"综合泻的手法。虚热只针不灸或多针少灸，平补平泻。寒热之证既可以同时并见（寒热相兼），又可以相互转化（寒极生热、热极生寒），还可以有假象出现（真寒假热、真热假寒）。真寒假热证见身热（却欲盖衣被）、口不渴（或渴喜热饮）、脉大（却重按无力或沉细迟弱）、大便不实或先硬后溏、小便清长、舌淡苔白等。治宜温经散寒，针灸并用，重加灸法。真热假寒证见形寒肢冷（却胸腹灼热、不欲衣被）、脉沉（却滑数有力）、口渴喜冷饮、大便秘结、小便黄赤、舌红苔黄燥，治宜清热泻火，只针不灸，用泻法，寒热相兼则针灸并用。

四、虚实证治

虚实指机体正气的盛衰和病邪的消长。《素问·通评虚实论篇》说："邪气盛则实，精气夺则虚。"可见，虚为正气不足，泛指机体脏腑、经脉、卫气营血不足的一系列病证。如形体瘦弱、面色无华、少言懒语、肢软无力、食欲不振、舌淡苔薄、脉细弱无力等。针灸疗法应本着"虚则补之、虚则实之、陷下则灸之"的治疗原则，针灸并用，针补重灸，从而达到益气养血，鼓舞正气，强壮脏腑、经脉的功能。常用腧穴有气海、关元、神阙、百会、大椎、足三里、三阴交、血海、太溪、背俞穴等。阴虚火旺者只针不灸或多针少灸，宜平补平泻。

实为邪气有余，泛指机体各方面功能活动亢进偏盛的一系列病证。如高热、神昏、抽搐、惊厥、面赤、气粗、红肿疼痛、狂躁不安、消渴善饥、舌红苔黄、脉大而数等。在正气不虚的情况下应本着"盛则泻之、满则泄之、邪盛则虚之、宛陈则除之"的治疗原则，以针为主，针用泻法或点刺出血，以泄热启闭、祛邪外出、镇惊宁神、消肿止痛。常用腧穴有人中、十宣、十二井、曲泽、委中、合谷、太冲、募穴、郄穴、下合穴等。

虚实之证可以同时并见（虚实夹杂），也可以相互转化，对虚实夹杂证应补泻兼施。

第二节　脏腑辨证

人体的一切功能活动，都是以脏腑、经络、经筋为基础的，临床上形形色色的病症，实质上是脏腑、经络、经筋的病理反映。在经筋证候中，除与经筋损伤相关外，也常与脏腑、经络的荣养、卫外、修复、调节功能有密切关系。所以，当诊断经筋疾病时，不能不深究其脏腑的病理原因，从整体上根治经筋疾病。

一、肺与大肠

肺主皮毛，主司毛孔的开阖。肺主一身之气，其中卫气行于体表，主持卫外；大肠为传导之官，但其经脉行于体表，从手至头，主司解表逐邪之功。肺与大肠功能失调，致肺气失宣，体表不固，则易招至外邪侵袭。《灵枢·五变》指出："人之有常病也，亦因其骨节皮肤腠理之不坚固者，邪之所舍也，故常为病也。"说明骨节、腰脊节的筋痹、骨痹多与肺、大肠卫外功能失调有关。卫气不和，毛孔开张，风寒湿邪乘虚而入，内舍于骨节、腰脊节之间，遂成深痹。治此证型，不仅应采用长圆针挑拨骨节、腰脊节间的结筋病灶，而且应益肺补气，舒通大肠经气以治其本。

（1）外感风寒：风寒袭于肺卫，肺气失宣，遂致恶寒发热，头痛，骨节酸痛，无汗，鼻塞流涕，咳嗽而痰涎稀薄，口不渴，舌苔薄白，脉象浮紧等。治宜取手太阴、手阳明经穴，以针泻之，并可施灸。

（2）邪热蕴肺：邪热犯肺，蕴结不解，而致肺失清肃，症见咳嗽，痰黏色黄，气息喘促，胸痛胸闷，身热口渴，或鼻流黄涕，衄血，咽喉肿痛，舌干而红，脉数。治疗宜取手太阴与阳明经穴，用毫针泻之，或用三棱针放血。禁灸。

（3）痰浊阻肺：因湿痰内阻，而影响肺气的清肃，则可致咳嗽气喘，喉中痰鸣，痰黏量多，胸胁支满疼痛，倚息不得安卧。治疗宜取手太阴与足阳明经穴，以针泻之。如反复发作，且正气不足者，亦可取足太阴与足阳明经穴，用补法，针灸并用，以补益正气，健脾化痰。

（4）肺阴虚：症见干咳少痰，咳唾不爽，痰中带血，午后潮热，两颧泛红，盗汗骨蒸，口干，舌淡苔白，脉象虚弱。治疗宜取手足太阴经穴及背俞穴，针补并灸。以恢复脾肺的功能，而达到补益肺气之效。

二、脾与胃

胃主受纳和腐熟水谷，为水谷之海，以降为和，与脾相表里。在经络联系上，足阳明经脉属于胃，足太阴经脉络于胃，足厥阴经脉挟胃而行，手少阳经脉下膈遍属三焦。脾为中州，司水谷精微的运化，故主四肢、筋肉。脾胃功能失调，后天精微不能敷布四肢，筋肉失去荣养，必然消瘦、无力，痿痹不用。得不到濡养的经筋，抵抗暴力牵拉和劳动损伤的能力下降，也必然会招致更多的伤害。脾胃虚弱多为慢性病，经筋失养与劳损的机会大大增加，出现损伤、形成结筋病灶的患者，应注意调整脾胃，补充后天，以改善经筋的荣养或修复能力。

（1）脾虚证：脾虚则运化失常，致使水谷精微无以输布全身，临床症见面色萎黄，少气懒言，倦怠无力，肌肉消瘦。如因脾虚而致阳气不振，则有腹满便溏、四肢欠温、足跗浮肿、舌淡苔白、脉象濡弱等症，治宜取本脏俞、募穴与足太阴、足阳明经穴，针补重灸。

（2）脾实证：仅是和脾虚相对而言，其病多系饮食停滞，症见大腹胀满，或者疼痛；或系湿热蕴蒸，症见肤黄尿赤；或由湿阻而脾阳不运，症见脘闷而腹满，大小便不利，甚至形成肿胀。治宜取足太阴、阳明经穴，用针刺泻法。

（3）脾寒证：有因脾阳衰微，水湿不化，以致阴寒偏盛者，亦有由于过食生冷，脾阳因而不振者。在证候上都可有腹痛隐隐、泄泻、腹胀，甚至完谷不化，小便清长，四肢清冷，舌淡苔白，脉象沉迟。治宜取本脏俞、募穴与足太阴、足阳明经穴，针补重灸。

（4）脾热证：脾为湿土，如受湿邪，则多为湿热互蒸。症见脘痞不舒，身重困倦，肌肤发黄，口腻而黏，不思饮食。亦有口腻而甜，口糜流涎，头重如裹，身热不扬，便溏黏滞，小溲短黄，渴不多饮，舌苔厚腻而黄，脉象濡数。治宜取足太阴、足阳明经穴，用针刺泻法，不灸。

（5）胃虚证：胃病日久，胃气虚弱，常见胃脘隐隐作痛，痛而喜按，得食痛减，旋即微痞，噫气不除，气馁少力，面色少华，唇舌淡红，脉缓软弱。治宜取本腑俞、募穴及足阳明经穴，针补多灸。

（6）胃实证：包括两种情况，一系胃火炽盛，症见消谷善饥，口渴欲饮；二系食滞留阻，症见脘腹胀满，甚至疼痛拒按，舌红苔黄，脉象滑实。治宜取足阳明经穴和本腑募穴，用针刺泻法。

（7）胃寒证：系胃阳不足，寒邪偏盛。其症为胃脘绞痛，泛吐清涎，喜热饮，四肢厥冷，或伴呕吐，呃逆，舌苔白滑，脉象沉迟或弦紧。治宜取本腑俞、募穴与手足阳明经穴，针灸并用，酌情补泻。

（8）胃热证：系热蕴于胃，胃阳亢盛。症见身热，喜冷恶热，口渴引饮，善饥嘈杂，热炽致胃气上逆，可见食入即吐，呃逆不已。胃热下移大肠，消烁津液，则为大便燥结，舌苔黄或黄厚而燥，脉象洪数。治宜取手足阳明经穴，针泻不灸。

三、肝与肾

肝主一身之筋，经筋疾病多与肝脏有关，肝主藏血，血有濡润筋膜的功能。肝主筋而调节运动，为罢极之本。故经筋痹痛，除治疗结筋病灶之外，更应调节肝脏的功能，以调整经筋血液的濡润和罢极谐调的能力。

肾主藏精，精能化血，血能蓄于肝，能滋于筋，有濡养经筋的作用。肾为元气之根，命火之源，有推动五脏六腑运转的功能，有促进新陈代谢，修复损伤的能力。肾气虚损，常常导致代谢功能低下，经筋修复能力下降，粘连、瘢痕不能及时吸收而形成卡压经脉的"横络"，造成经脉上实下虚而不通，津液涩渗，聚沫化痰的病理转归，出现经筋顽痹疼痛。

（1）肝气郁结：多因情志抑郁而致。症见胁肋疼痛或走窜不定，胸闷不舒，气逆干呕或吐酸水，或腹痛泄泻，苔薄脉弦。这是肝气横逆走窜经络，侮土犯胃的现象。治疗以取本经腧穴为主，兼取足少阳、太阴、阳明之经的腧穴。针刺平补平泻法，通经气而疏肝木，兼以调和脾胃。

（2）肝风内动：多见猝然昏眩，不省人事，四肢抽搐，角弓反张或口眼㖞斜，半身不遂，语言謇涩，苔腻，脉象洪弦等症。此证由于肝阳妄动，化火生风，气血并走于上或经络受阻所致。治宜取足厥阴、督脉及十二井穴，用毫针泻之或用三棱针点刺出血。

（3）肝阴亏虚：其证每见头目昏眩，两目干涩或雀目，耳鸣，但声响低弱，按之即减，肢体麻木或振摇瞤动，抑或出现烘热，咽干，少寐多梦，舌红少津，脉多弦细或数等症。这是肝阴不足，肝阳上扰，本虚标实之象。肝阴不足，多由肾阴亏乏，水不涵木所致。治宜取足厥阴、少阴经穴，单针不灸，补肝之阴而潜虚阳。

（4）肾阳不足：每见阳痿早泄，溲多遗溺，腰背酸楚，足膝无力，头昏耳鸣，面白畏寒，舌淡脉弱等症，这是阳虚不能温摄下元之象。治宜取背俞及任、督经穴，以灸为主，针补为辅，以温运元阳、固摄精气。

（5）肾不纳气：常见气短喘逆，呼吸不续，动则尤甚，自汗，懒言，头晕，畏寒，两足逆冷，舌淡，脉弱或浮而无力等症。这是气浮动于上，不能摄纳归根之象。治宜取背俞及任、督脉经穴，用针并灸，以温肾益气、引气归原。

（6）肝火亢盛：每因气郁化火而成，常见头目胀痛，或巅顶痛，两目眩晕，或目赤肿痛，心烦不寐，舌红苔黄，脉弦有力等症。治宜取本经腧穴，针泻不灸，以泻肝经之火。

（7）阳虚水泛：常见周身漫肿，下肢尤甚，按之陷而不起，肢冷，大便溏泄，舌苔润滑，脉沉迟无力等症。这是肾阳衰惫，气不化水之象。治宜取背俞及任脉，足少阴、太阴经穴，针用补法，重灸，以温经气，使阳回气化，水道通利，则肿胀自消。

（8）肾阴亏虚：常见形体瘦弱，头昏耳鸣，少寐健忘，多梦遗精，口干咽燥，或时有潮热，腰腿酸软，或见咳嗽，痰中带血，舌红少苔，脉多细数等症。这是肾精不足，阴虚火旺之象。治宜取背俞、足少阴经穴，兼取足厥阴、手太阴经穴，针用补法，不灸，以益阴降火。

第三节　气血辨证

气血证治，就是在分析气血的一系列病理变化的基础上，对其所表现的不同证候进行辨证论治的一种方法。在经筋证候中，除与经筋损伤相关外，也常与气血的荣养、卫外、修复、调节功能有密切关系。所以，在诊断经筋疾病时，不能不深究其气血病理原因，从调理气血的角度根治经筋疾病。

一、气病证治

气的病证一般分虚、实两大类。虚指气之不足，表现为功能低下或衰退，有气虚、气陷之分。实指气的有余，表现为功能亢进或太过，有气滞、气逆之别。

（1）气虚证治：全身性气的不足，主要是元气亏虚。多由先天不足或后天失养、重病久病之后元气耗伤、年老体弱元气自衰所致。症见神疲乏力、面色苍白、头晕目眩、少气懒言、自汗出、稍事活动则气促而喘，舌淡胖嫩有齿痕，脉细弱无力。治宜培补元气，针灸并用，针用补法。宜取气海、关元、膻中、肺俞、脾俞、肾俞、足三里等穴。至于各脏腑气虚证治，参见脏腑证治有关内容。

（2）气陷证治：气陷即气虚下陷，多为中气不足。症见久泻、久痢不休、遗尿、崩漏不止、腹部坠胀、内脏下垂、脱肛、子宫脱垂，舌淡白，脉沉弱无力。应本着"陷下则灸之"的治疗原则，针灸并用，针补重灸，以补中益气、升阳举陷。宜取百会、神阙、气海、关元、中脘、脾俞、胃俞、肾俞、足三里等穴。

由于气不摄血，常致失血过多，气不敛汗则大汗不止，重证可引起阳气暴脱，出现面色苍白、四肢逆冷、血压下降、脉微欲绝的虚脱危象。治宜升阳固脱，回阳救逆。重灸以上腧穴，并加针刺素髎、人中、会阴三穴以醒脑通阳。

（3）气滞证治：气滞指身体某一部位的气机阻滞，运行不畅（通常以肝、肺、脾胃气滞为主），属实证范畴。症见局部胀闷而痛（胀胜于痛）、痛无定处、嗳气呕逆、善太息，女子则乳房胀痛、月经失调，舌苔薄黄、脉弦或涩，情志不舒则证情加重，嗳气、矢气后则证情减轻。治宜通经活络、行气止痛，只针不灸，针用泻法。宜取中脘、膻中、合谷、太冲、期门、支沟、阳陵泉、足三里、上巨虚、下巨虚等穴。

（4）气逆证治：在正常的生理情况下，肺胃之气以下行为顺。即肺气归原，脾升胃降。如果肺气上逆，肾不纳气，就会出现气逆咳喘。如果胃气不降，反而上逆，就会出现恶心、呕吐、嗳气、呃逆之症。

①肺气上逆，治宜宣肺调气、止咳平喘，只针不灸或多针少灸，用平补平泻法。宜取中府、列缺、太渊、孔最、膻中、肺俞、足三里等穴。

②胃气上逆，治宜理气和胃、平降冲逆，只针不灸，针用泻法。宜取中脘、梁门、内关、足三里、胃俞、气冲等穴。

③肾不纳气，治宜补肾培元、温肾纳气，针灸并用，针用补法。宜取气海、关元、太溪、复溜、命门、肾俞、三阴交、足三里等穴。

二、血病证治

临床上有关血的病证很多，归纳起来有血虚、血瘀和出血三个方面。

（1）血虚证治：血虚，指全身的营血不足，或由于某种原因导致血对机体某些部位失于濡养而产生的病证。多由于生血不足、失血过多，或心、肝、脾三脏对血的调节功能障碍引起。症见面色萎黄或苍白无华，眼结膜、口唇、指甲淡白无血色，头晕目眩，心悸失眠，手足麻木，月经延期不至且量少色淡，舌淡，脉细无力。治宜补血养血，或益气生血，针灸并用，针用补法。宜取血海、气海、膻中、绝骨、三阴交、足三里、心俞、膈俞、脾俞、肝俞、膏肓俞等穴。

（2）血瘀证治：血瘀指机体某部分因外伤、气滞、寒凝等因素导致血流不畅或局部有瘀血停滞。症见局部肿胀刺痛、痛有定处、拒按、皮下大片青紫或见散在瘀斑，月经前或经期小腹疼痛、经量或多或少、色紫暗夹有血块；全身性血瘀证候，一般多在久病或重病时出现，可见面色黧黑、肌肤甲错、皮下出血点，舌质紫暗或见瘀点紫斑，脉涩。治宜活血化瘀、消肿止痛，初期只针不灸，针用泻法，或以三棱针点刺出血，并施行刺血拔罐术；后期针灸并用，起温经通络作用，促使瘀血消散。宜取血海、膈俞、气海、膻中、合谷、太冲、阿是穴等。

（3）出血证治：引起出血的原因很多，除创伤以外，还有气虚（即气不摄血）、血热（即血热妄行）、阴虚火旺伤及脉络、瘀血内积，阻碍了血液的正常运行。

①气不摄血：多种出血（如吐血、便血、皮下出血、月经过多、崩漏等），血色淡红，同时兼有神疲乏力、气短而促、少气懒言、面色苍白、舌质淡、脉细弱无力等气虚征象。治宜补气摄血，针灸并用，针用补法，重用灸法。取穴同气虚证治。

②血热妄行：多因心、肺、肝、胃的实火，伤及脉络而引起。常见有鼻衄、咯血、吐血、尿血、便血、月经过多、崩漏等。血色鲜红、量多，兼有发热、心烦、口渴、大便干结、小便短赤、舌质红绛、脉细数等实热征象。治宜清热、凉血、止血，只针不灸，针用泻法。鼻衄取迎香、上星、印堂、风池、合谷；咯血取中府、尺泽、鱼际、孔最、膈俞；吐血取中脘、梁门、内关、膈俞、内庭、足三里；尿血取中极、关元、三阴交、下巨虚、肾俞、膀胱俞；便血取长强、中脘、梁门、孔最、承山；月经过多、崩漏取合谷、太冲、大敦、行间、膈俞等穴。

③阴虚火旺：以肺部的出血（如咯血、痰中带血）最为多见，出血量一般不多，同时还伴有咽干口燥、五心烦热、午后颧红、失眠多梦、舌红少津、脉象细数等阴虚火旺征象。治宜养阴、清热、止血，只针不灸或多针少灸，平补平泻。宜取中府、鱼际、尺泽、太溪、肺俞、膏肓俞等穴。

④瘀血内积：多见于月经不调之出血。症见经前或经期小腹刺痛、痛有定处，经色紫暗、夹有血块，舌质紫暗或见瘀点、紫斑，脉涩。治宜活血化瘀，只针不灸，针用泻法。取穴同血瘀证治。

三、气血同病证治

气属阳，血属阴，二者之间，相互依存，关系密切。气为血帅，气能生血，气能摄血，气行则血行，气滞则血凝。血为气舍，血为气之母，无形之气必须依附于有形之血存在于体内，并赖血的滋养。生理上的密切联系，也导致病理上的气血同病。

（1）气血两虚：气虚日久，伤及阴血，或血虚损及阳气，症见气虚、血虚的共同表现。治宜气血双补，针灸并用，针用补法。取气海、血海、膻中、脾俞、胃俞、肝俞、膈俞、绝骨、足三里等穴。

（2）气虚血脱：气虚日久，对血失去固摄能力，气虚下陷，血从下溢。证治同气虚证治。

（3）气随血脱：各种大出血后，血脱气无所依。症见大量失血、血压急降、面色苍白、四肢厥冷、大汗淋漓、气息微弱，甚至昏厥，舌质淡，脉微欲绝或芤大而散。治宜大补气血、回阳救逆，针灸并用，重用灸法。宜急灸神阙、气海、关元、百会、足三里，或针素髎、内关、足三里、三阴交等穴。

（4）气虚血瘀：气虚，无力推动血之运行，以致气血瘀滞。症见气虚证和血瘀证的共同表现。治宜补气行气、活血化瘀，针灸并用，平补平泻，可施行皮肤针局部叩刺出血。宜取气海、膻中、足三里、合谷、脾俞、胃俞、膈俞、阿是穴等。

（5）血瘀血虚：由于瘀血阻滞，致新血不生。症见局部红肿刺痛、拒按，面色苍白，头晕目眩，心悸失眠，舌质淡有瘀斑，脉细涩。治宜活血化瘀、推陈出新，针灸并用，平补平泻，可施皮肤针局部叩刺出血。宜取血海、膈俞、合谷、太冲、足三里、脾俞、肝俞、三阴交、阿是穴等。

（6）气滞血瘀：多由情志不畅，肝气郁结，或闪挫扭伤而致气机凝滞，血不流畅。症见气滞证和血瘀证的共同表现。治宜行气活血、理气化瘀，初期只针不灸，针用泻法，并施行三棱针点刺出血，或刺血拔罐术；后期可针灸并用，以温通经脉，促进瘀滞消散。宜取膻中、合谷、太冲、委中、期门、膈俞、阿是穴等。

第六章　经筋疾病诊查方法

第一节　望诊

运用视觉，通过全身及局部情况的观察，注重神色形舌等方面，以了解经筋的健康或疾病状态。

一、望神

筋伤一般无明显的神志变化，脑部外伤、因痛昏迷者多见脑震荡、骨折、骨裂等病变，筋伤时面色苍白是痛甚，口唇发绀是危证，需进一步查明病因。

二、望形

筋伤时有时可出现特殊的形态，如落枕出现颈项僵硬、头颈随躯干转动，踝关节扭伤出现行走跛行，骨折脱臼会出现相应畸形（肩关节脱臼呈方肩等），指腱鞘炎出现弹弓指等。

三、望肿胀

肿胀有瘀肿、水肿、气肿、囊肿等。络伤血溢脉外为青紫瘀肿，水停皮下呈凹陷性水肿，筋伤气津不布呈按之即起的气肿，痰浊结聚皮下而突起的为囊肿。

四、望肤色

色红有热，如关节炎、痛风等；色白有寒，血供不足；色青紫是皮下出血为新伤瘀斑，色黄为陈伤；色黑为组织坏死。

五、望舌

包括望舌质、望舌苔。舌质主要反映筋伤时的气血变化，舌苔主要反映脾胃运化情况。

1. 望舌质

舌色淡红为正常舌象，色淡白为气血不足，色红有热，色青紫有瘀血。筋伤多见青紫斑点。

2. 望舌苔

分苔质、苔色。苔的厚薄反映邪气的盛衰，由薄转厚表示病进，反之病退；苔的润燥反映津液的多少，润泽表示津液未伤，干燥表示津液已亏；苔腻为有湿、有痰、有食积之象；无苔为阴津亏虚。色白主表为寒，如薄白为正常舌苔；色黄主里有热，黄干为热邪伤津，黄腻为湿热内盛，焦黄为邪热内积或津亏之象；灰黑色苔结合润燥分寒热，灰黑而润主寒湿内盛或痰饮内停或阳虚寒盛，灰黑而燥为热盛伤阴或热极津枯。

第二节　闻诊

中医四诊中的闻诊包括听声音和嗅气味两方面。在经筋疾病中，又以听声音为重点。

一、听声音

重点关注关节、肌腱活动时的异常声响。关节内有游离物者活动时有弹响，如膝半月板损伤；退行性关节炎活动时有关节摩擦音，如髌骨软骨软化症；肌腱炎者检查时有捻发音，如跟腱炎；腱鞘炎者屈伸活动时有弹响声，如指屈肌肌腱狭窄性腱鞘炎。

二、嗅气味

1. 病体气味

（1）口臭：是指患者张口时，口中发出臭秽之气。多见于口腔本身的病变或胃肠有热之人。胃肠有热致口臭的，多见胃火上炎、宿食内停或脾胃湿热之证。

（2）汗气：因引起出汗的原因不同，汗液的气味也不同。外感六淫邪气，如风邪袭表，或卫阳不足，肌表不固，汗出多无气味。气分实热壅盛，或久病阴虚火旺之人，汗出量多而有酸腐之气。痹证若风湿之邪久羁肌表化热，可见汗出色黄而带有特殊的臭气。阴水患者若出汗伴有尿臊气则是病情转危的险候。

（3）鼻臭：是指鼻腔呼气时有臭秽气味。其因有三：一是鼻渊，表现为鼻涕如鼻流黄浊黏稠腥臭之涕、缠绵难愈、反复发作。二是鼻部溃烂，如梅毒、疬风或癌肿可致鼻部溃烂，而产生臭秽之气。三是内脏病变，如鼻呼出之气带有烂苹果味，是消渴之重症。若呼气带有尿臊气，则多见于阴水患者，病情垂危的险症。

（4）身臭：身体有疮疡溃烂流脓水或有狐臭、漏液等均可致身臭。

2. 排出物气味

排出物的气味，患者也能自觉。因此，对于排出物如痰涎、大小便。妇人经带等的异常气味，通过问诊，可以得知。一般而言，湿热或热邪致病，其排出物多浑浊而有臭秽、难闻的气味；寒邪或寒湿邪气致病，其排出物多清稀而无特殊气味。

（1）呕吐物气味臭秽，多因胃热炽盛。若呕吐物气味酸腐，呈完谷不化之状，则为宿食内停。呕吐物腥臭，夹有脓血，可见于胃痈。若呕吐物为清稀痰涎，无臭气或腥气为脾胃有寒。

（2）嗳气酸腐，多因胃脘热盛或宿食停滞于胃而化热。嗳气无臭味多因肝气犯胃或寒邪客胃所致。

（3）小便臊臭，其色黄浑浊，属实热证。若小便清长，微有腥臊味或无特殊气味，属虚证、寒证。

（4）大便恶臭，黄色稀便或赤白脓血，为大肠湿热内盛。小儿大便酸臭，伴有不消化食物，为食积内停。大便溏泻，气腥者为脾胃虚寒。

（5）矢气呈败卵味，多因暴饮暴食，食滞中焦或肠中有宿屎内停所致。矢气连连，声响不臭，多属肝郁气滞，腑气不畅。

（6）月经或产后恶露臭秽，因热邪侵袭胞宫。

（7）带下气臭秽、色黄，为湿热下注。带下气腥、色白，为寒湿下注。

第三节　问诊

通过询问患者或陪诊者，了解筋结部位、病因、伤情、诊治经过、现在症状、病情的发展及转归等与疾病相关的情况，尽可能多的收集患者的疾病信息，以便推断患者的病情，为诊疗做准备。

一、问部位

筋结部位一般比较容易判断，需辨清患者筋结所在的经筋，可嘱患者适当活动，在特殊体位时诱发筋结的疼痛，有助于诊断经别的部位。

二、问病因

筋结病因常见的有外因，如外来暴力、意外扭伤；内因，如日久筋伤等造成。需问清患者受外伤时的体位、原因，所受创伤程度、有无感受外邪、体倦过劳等病因，判断急性或慢性损伤，与病情寒热等。

三、问疼痛

询问疼痛的部位、性质、诱因、时间、程度等。筋结的疼痛以胀痛、刺痛、钝痛、酸痛、牵涉痛等较常见，感受寒邪、疲劳过度会诱发筋结的疼痛或使原本的症状加重。急性筋结的形成大多由外伤所致，病程较短者不超过2周，主要表现为局部肿痛、活动障碍等，疼痛较为剧烈；慢性筋结，多有慢性劳损史，或者由急性筋结迁延日久而来，病程一般在2周以上，疼痛较轻，以酸胀痛为主，运动不当或劳力时会诱发加重。神经受损时有放射样的麻木或电灼样剧痛，神经肌肉血管损伤时会出现持续性疼痛，而筋膜、肌腱、肋软骨损伤则为阵发性疼痛。

四、问活动

筋结纠集在局部，会造成活动受阻，活动受限与筋结的肿胀程度呈正相关，持续活动障碍大多是因出现了组织的粘连，间歇性的活动障碍多为关节腔内有游离物等。

第四节　切诊

切诊包括脉诊和按诊两部分，是医者用手对患者体表进行触摸按压，从而获得患者疾病情况资料的一种诊断方法。

一、脉诊

浮沉分表里，浮脉多见于病位较浅、病势较轻的患者；沉脉多见于病位较深、病势较重的患者。迟数辨寒热，迟脉常见于寒象患者，数脉常见于热象患者。弦涩分气血，弦脉常见于气滞痛甚，涩脉常见于血瘀脉阻。滑细明虚实，滑脉提示气血尚充实，细脉提示气血亏虚、久病体虚。

二、按诊

1. 按痛处

急性经筋损伤时常见肌肤肿胀，定位明确。当脂膜及深筋膜损伤时可产生钝痛，触摸局部肌肤可出现捻发音、沙颗粒感或团块。当肌腱损伤时可产生钝痛，甚至出现远端牵涉痛。当滑囊损伤合并炎症时可出现局部疼痛或牵涉痛，且常涉及周围肌腱。关节囊损伤时疼痛范围较广泛，不易定位，且常涉及周围肌腱的损伤出现疼痛。当损伤神经根时，会出现沿神经根放射的疼痛，可表现为神经分布区域的感觉异常、麻木、功能障碍等。当有炎性浸润时，直腿抬高试验呈阳性，压迫神经干时，可引起远端传导阻滞。慢性经筋受损时常以酸胀痛为主，常伴有渗出、粘连、激化、瘢痕、钙化、增生等病理改变。在触诊时，除患处压痛外，常能触及异常病理反应物。黏膜层的病理反应物多为椭圆形、团块样，活动度较大。深层筋膜病理反应物多为条索状、线状、柱状等，活动度相对较小。肌腱损伤时病理反应物常为团块状。肌肉组织的病理反应物形态多样，部分肌束痉挛是可出现条索状疼痛，当大量肌束被累及时可出现痉挛性团块，且常常牵涉远端肌肉起止点及附属组织。关节囊病变时可刺激关节囊出现疼痛，其病理产物常为条索状、团块状。神经纤维管、骨性纤维管是神经穿行的通道，长期的损伤使其出现病理反应，形成条索样疼痛及硬块。硬膜及神经根因位置较深，从体表难以触及，但因炎性刺激出现疼痛时，常引起所支配的肌肉因疼痛而痉挛，从而出现条索或团块，触压时可引起所支配区域的放射样疼痛。神经根牵拉试验可激发或加重疼痛。

2. 触摸畸形

通过触摸体表突起变化和观察人体外部变化可判断畸形的性质和位置。若附着在骨伤处，可触及痛点及结节。腰痛经筋组织的损伤和痉挛，可引起脊柱侧弯和生理弯曲的改变。同样，椎间盘损伤或脱出，椎体骨病也可引起上述变化。两者的区别在于：经筋损伤时，被动加深侧弯会缓解疼痛；而当椎间盘损伤时，侧弯会加重疼痛。因为经筋损伤时侧弯会缓解经筋的牵拉，进而缓解经筋紧张，缓解疼痛。而椎间盘损伤时，因侧屈挤压椎间盘使损伤加重，进而引起疼痛加剧。相反，被动纠正侧弯时，因牵扯经筋会加剧疼痛，从而减轻了椎间盘的压迫，以缓解疼痛。

3. 触皮温

通过触摸局部皮肤的寒热可辨别寒证和热证。皮温高，可能是局部炎症因子聚集，属于新伤或局部瘀血郁久化热；皮温低，表示感受寒邪或血运障碍，常见于慢性损伤。当合并感染时，皮温也常会升高。

4. 触摸异常活动

当肢体关节处出现超出正常范围的活动时，是韧带断裂的表现。在骨干处出现异常活动，提示有骨折。

第五节   经筋痹痛的诊断

在传统的中医学经筋诊断方法中，除了有上述四诊外，还有一些关于经筋痹痛的特殊诊查内容。

一、望诊

医者除了对患者全身的皮肤、气色、舌象等进行观察外，更重要的是对损伤局部进行认真查看。望诊时要暴露足够的范围，通过望全身、伤痛局部等来明确损伤的部位、性质和轻重等。

1. 头颈部

观察患者的颈部活动是否正常，如有无头部无意识的摆动、有无耸肩，活动有无受限、僵硬等。观察皮肤有无红肿、包块。

2. 肩部

观察两肩是否对称，对比两侧锁骨及上、下窝的深浅是否一致，对比两侧肩胛骨高低是否一致，肩胛骨内缘至脊柱距离是否相等。观察肩部是否有肿胀、瘀血，局部有无包块或静脉曲张，肩部肌肉是否有萎缩。

3. 肘部

对比双侧是否对称，有无肌肉萎缩或畸形，局部有无红肿包块。肘关节伸直位，手掌朝向前方，两侧对比肘关节外翻角，正常人肘关节外翻角为 10～20度，外翻增大为肘外翻，外翻角减小为肘内翻。

4. 腕、手部

观察手的自然位置和功能位，是否有手指畸形、活动受限等。观察局部是否有肿胀包块或肌肉萎缩等。

5. 腰背部

观察患者的表情、姿势、步态、动态有无异常，有无驼背、脊柱侧弯等。观察是否有包块、畸形、色素沉着、肌肉痉挛、脓肿等。

腰扭伤的患者由于腰部不能持重，常以双手扶腰行走，坐下时以两手支撑。部分腰椎间盘突出的患者行走时，由于疼痛的一侧下肢不敢用力着地而跛行。

6. 髋部

观察两侧髋部是否对称，两侧髂前上棘是否都在同一水平线上，观察髋关节是否前屈畸形。观察下肢是否有过度内收、外展和短缩等。

7. 膝部

观察膝部是否有过伸、屈曲、膝内翻、膝外翻等畸形。观察膝关节是否肿胀，轻度肿胀为两侧膝眼饱满，严重者髌上滑囊及整个膝周均隆起肿大。观察膝关节是否有红肿、瘀斑等。

8. 足踝部

观察有无畸形，如足下垂、内翻足、外翻足、扁平足等，以及是否有肿胀、瘀斑。

二、闻诊

经筋病的闻诊主要是关节、肌膜的异常响声，需结合触摸及关节活动来检查。检查时，医者一手放置于患者关节上，另一手移动患者关节的远端肢体。

1. 弹响音

多为低钝而清晰的声响，同时伴有组织弹跳感。关节是骨与骨之间的连接，一般是由关节囊、关节面以及关节腔构成，是一个相对密闭、负压，其内有滑液的结构。当关节急骤活动，关节腔内外压力急骤变化时，出现压力突然急骤释放的爆破音，从而产生关节的弹响。如膝关节半月板撕裂时，关节内游离体在骨突上滑动就会引起关节弹响。

2. 捻发音

捻发音为极细微而均匀的破裂音，似用手指在耳边捻转一束头发时所发出的声音，多由于滑膜面粗糙所致。见于慢性滑膜炎、急性渗出性肌膜周围炎等。

正常关节有时也可发出单一清脆的声响，需与病理性的摩擦音鉴别。正常儿童的关节没有关节摩擦音，如有摩擦音提示可能有慢性滑膜炎或关节疾病等。而老年人的关节运动时大多有摩擦音，尤其是骨性关节炎者有粗糙摩擦音，一旦原有的摩擦音消失，提示关节发生积液。

三、按诊

1. 按肿痛

筋伤病大多有肿痛，压痛明显为浅层筋伤，不明显为深层筋伤；按之痛甚为新伤，按之则舒为旧伤；局部压痛为肌腱、肌肉损伤，放射性窜痛与神经病变有关。肿胀按之凹陷为水肿，按之即起为气肿；按之囊性波动，色青紫者为瘀肿，色红发热者为脓肿；皮下囊肿，推之不移而硬者为腱鞘囊肿，按之柔软者为皮下脂肪瘤。

2. 按肌肤

触摸皮肤能感知皮肤温度，皮温较高提示新伤、瘀热或热盛；皮温较低提示供血不足或寒性病候。肌肤触及结节或条索状物提示津气阻滞经筋。

3. 按畸形

一般由骨折或肌腱、韧带断裂收缩所致。在肢体关节处出现超出正常范围的活动是韧带断裂的表现，在骨干处出现异常活动则提示有骨折。通过触摸骨突的变化来判断畸形的性质、位置等。如骨折以收缩性隆凸，肌腱、韧带断裂，病处呈现凹陷为特征；腰椎间盘突出可触及脊柱侧弯、腰肌紧张等。

四、关节活动度检查

《素问·痿论篇》云"宗筋主束骨而利机关"，表明经筋既是关节活动的动力，又能限制关节在生理范围内活动。筋病主要表现为筋急与筋纵。筋急，骨关节活动度减少、受限；筋纵，骨关节活动度增大、移位，测量关节的活动范围，有助于了筋伤性质与程度。人体各关节的生理活动范围如下：

中立位：0°。

颈：左右侧屈45°，前俯后仰35°～45°，左右旋转60°～80°。

腰：前屈90°，后伸30°，侧屈20°～30°，旋转30°。

肩：前屈90°，后伸45°，外展90°，上举90°，旋内80°，旋外30°。

肘：屈曲140°，旋前旋后90°。

腕：背伸35°～60°，掌屈50°～60°，桡侧偏25°～30°，尺侧屈30°～40°。

髋：屈曲145°，后过伸40°，内收、外展均25°，旋内、旋外各40°。

膝：屈145°，伸15°。

踝：背伸20°～30°，跖屈40°～50°。

五、神经系统检查

1.运动检查

运动检查有助于了解肌肉的损伤程度，包括肌力检查、肌张力检查和肌容积检查。

（1）肌力：是神经损伤水平下的肌肉动力的情况检查，一般分6级。

0级：肌肉无收缩（完全瘫痪）。

Ⅰ级：肌肉有轻微收缩，但不能移动关节（接近完全瘫痪）。

Ⅱ级：肌肉收缩可带动关节水平方向运动，但不能对抗地心引力（重度瘫痪）。

Ⅲ级：能够对抗地心引力移动关节，但不能够对抗阻力（轻度瘫痪）。

Ⅳ级：能对抗地心引力运动肢体且对抗一定强度的阻力（接近正常）。

Ⅴ级：能抵抗强大的阻力运动肢体（正常）。

（2）肌张力：简单地说就是肌细胞相互牵引产生的力量。肌肉静止松弛状态下的紧张度称为肌张力。肌张力是维持身体各种姿势以及正常运动的基础，并表现为多种形式。上运动神经元损伤，可见肌张力增强，即静止时肌肉紧张，被动活动关节有阻力；下运动神经元损伤，可见肌张力减退，肌肉松弛，肌力减退甚至丧失。

（3）肌容积：通过测量肢体周径，并与对侧同部位比较、观察肌肉萎缩或肿胀的程度。

2.反射检查

（1）肱二头肌反射：患者取坐位，检查者用左手托住患者的肘部，左前臂托住其前臂，然后以左手拇指按于患者的肱二头肌肌腱上，用叩诊锤叩击此拇指。正常时，引起前臂屈曲。检查时，若上述反应亢进、减弱或消失，均为肱二头肌反射异常。

（2）肱三头肌反射：患者外展前臂，肘部半屈，检查者托住其前臂，用叩诊锤叩击鹰嘴上方的肱三头肌肌腱，反应为肱三头肌收缩，肘关节伸直。检查时，若上述反应亢进、减弱或消失，均为肱三头肌反射异常。

（3）桡骨膜反射：患者一侧肘关节置于半屈半伸位，前臂轻度旋前。检查者用叩诊锤叩击该侧桡骨茎突上 2cm 处。正常时，可表现为肘关节屈曲。若发现该侧前臂屈曲不明显，而出现手指屈曲，即为桡骨膜反射倒错。

（4）膝反射：膝跳反射是指在膝半屈和小腿自由下垂时，轻快地叩击膝腱（膝盖下韧带），引起股四头肌收缩，使小腿做急速前踢。

（5）跟腱反射：叩击跟腱引起的腓肠肌收缩。间接反映运动系统控制的肌梭灵敏度。

3.特殊检查

（1）叩顶试验：患者取坐位，检查者用双手重叠置于患者头顶，并控制颈椎在不同角度下进行按压，如引起颈痛和放射痛者为阳性，说明颈神经根受压。

（2）臂丛神经牵拉试验：患者取坐位，头向健侧偏，检查者一手抵患侧头侧，一手握患腕，向相反方向牵拉。因臂丛神经被牵张，刺激已受压之神经根而出现放射痛或麻木等感觉。

（3）肩关节疼痛弧试验：肩关节主动外展活动时有一疼痛弧，而被动活动疼痛明显减轻甚至完全不痛。多由于肩峰下滑囊炎、冈上肌肌腱炎、冈上肌肌腱钙化、肩袖断裂、肱二头肌长头腱鞘炎等。

（4）网球肘试验：前臂稍弯曲，手呈半握拳，腕关节尽量屈曲，然后将前臂完全旋前，再将肘伸直。如在肘伸直时，肱桡关节的外侧发生疼痛，即为阳性。提示肱骨外上髁炎。

（5）握拳尺偏试验：患者握拳，拇指握于掌心内，检查者一手握腕部，一手将患腕向尺侧倾斜，如桡骨茎突部位疼痛即为阳性。见于桡骨茎突狭窄性腱鞘炎，拇长展肌、拇短伸肌腱腱鞘炎。

（6）屈腕试验：将患者伤侧手腕屈曲，同时压迫正中神经1～2分钟，如掌侧麻木感加重，疼痛放射至食指、中指，即为阳性。用于诊断腕管综合征。

（7）直腿抬高试验：检查时患者仰卧，检查者一手握住患者踝部，另一手置于膝关节上方，使膝关节保持伸直位，抬高到一定角度，患者感到下肢出现放射性疼痛或麻木，或原有的疼痛或麻木加重时为阳性。记录其抬高的角度，必须注明左侧或右侧。正常人在仰卧位时下肢伸直，被动抬高的角度为60°～120°，在抬高下肢至30°～70°时，神经根可在椎间孔里拉长2～5mm，并无疼痛感，故以抬高70°以上为正常。在进行直腿抬高试验时，应注意两侧对比，先试验健侧，并注意其最大活动范围，便于与患侧对比。直腿抬高试验阳性多见于腰椎间盘突出症、椎管内占位性病变、梨状肌综合征等。

（8）屈髋屈膝试验：患者呈仰卧位，双腿靠拢，嘱其尽量屈曲髋、膝关节，检查者也可两手推膝，使髋、膝关节尽量屈曲，臀部离开床面，腰部被动前屈。若腰骶部发生疼痛，即为阳性。

（9）"4"字试验：患者仰卧，一侧下肢伸直，另一侧下肢以"4"字形状放在伸直下肢近膝关节处，并一手按住膝关节，另一手按压对侧髂嵴上，两手同时下压。下压时，骶髂关节出现疼痛，和（或）曲侧膝关节不能触及床面者为阳性：可能是由于骶髂关节病变、腰椎间盘突出症、股骨头坏死、强直性脊柱炎及膝关节疾病等引起。

（10）浮髌试验：患腿膝关节伸直，放松股四头肌，检查者一手挤压髌上囊，使关节液积聚于髌骨后方，另一手食指轻压髌骨，如有浮动感觉，即能感到髌骨碰撞股骨髁的碰击声。松压则髌骨又浮起者为阳性。提示关节内有中等量积液。如果积液量太大，会出现髌骨下沉，浮髌试验反而为阴性。

（11）抽屉试验：患者呈仰卧位，膝屈曲90°，双足平置于检查床上，保持放松。检查者坐于床上，抵住患者双足使之固定，一手握住其患侧髁部固定脚不使其移动，另一手放在小腿上端，先从后侧向前拉，再从小腿前上方向后推。若出现胫骨前移则为阳性，表示前交叉韧带断裂或松弛；若出现胫骨后移也为阳性，表示后交叉韧带断裂或松弛；若出现胫骨前后移均呈阳性，则表示前后交叉韧带均断裂或松弛。

（12）回旋挤压试验：患者取仰卧位，使其髋关节和膝关节充分屈曲。尽量促使足跟碰及臀部。检查外侧半月板时，检查者一手握其膝部，以稳定大腿及注意膝关节内的感觉，另一手握足部使小腿在充分外旋、外展位下伸直膝关节，在伸直过程中，股骨髁经过半月板损伤部位时，因产生摩擦，可感触到或听到弹响声，同时患者感觉膝关节外侧有弹响和疼痛。内侧半月板损伤时，在小腿充分内收、内旋位下伸直膝关节时，则膝关节内侧有弹响和疼痛。

（13）研磨试验：患者取俯卧位，髋关节伸直，患膝屈曲至90°。检查者一腿跪压于患者大腿屈面，将其固定。然后用双手握住患足，挤压膝关节，并向外、向内侧旋转小腿，引起疼痛者，判断为阳性，提示半月板损伤。将小腿提起，使膝关节间隙增宽，并向外、向内侧旋转小腿，如引起疼痛，也为阳性，提示侧副韧带损伤。

六、影像学检查

1. X线检查

X线检查一般对筋伤的临床诊断意义不大，但对骨裂、骨折、骨刺、脱臼等有鉴别诊断意义。

2. CT检查

CT检查能提示筋伤的性质与范围，如椎间盘突出症、椎管狭窄症、半月板破裂、十字韧带断裂等，对肌腱、韧带、软骨、椎间盘等软组织的诊断有重要参考意义。

3. MRI检查

通过立体影像，能较清晰地呈现如脂肪、脑髓、内脏、肌肉、韧带、肌腱、血管、骨密度、空气等组织，对提示脑髓、椎间盘、关节腔、韧带、滑膜、肿瘤、肌肉等病变有诊断意义。

第七章　经筋导引解结术技法

第一节　经筋导引解结术概述

我国传统医学中，有关经筋疗法的记载，最早见于2000多年前的《灵枢·经筋》篇，其中详细叙述了"十二经筋"在机体循行的部位与途径，描述了其生理病理的证候特征，提出了"以痛为输"的治疗原则，及"燔针劫刺"的治疗方法。此外，《灵枢·经别》及《素问·皮部论篇》等，亦阐述了经筋学的结构内容。如《素问·五脏生成篇》云："诸筋者皆属于节。"《灵枢·本脏》云："人之血气精神者，所以奉生而周于性命者也。"《灵枢·五变》云："人之有常病也，亦因其骨节、皮肤、腠理之不坚固者，邪之所舍也，故常为病也。"《素问·宣明五气篇》云："久视伤血，久卧伤气，久坐伤肉，久立伤骨，久行伤筋，是谓五劳所伤。"

从《黄帝内经》中的描述可以发现，十二经筋是纵行于机体上下的主要干线，起着主宰整个筋肉系统的作用，同时紧密伴随经脉并维络全身，沟通内外、连贯上下、联缀百骸，保证躯体正常生理活动。

经筋学在我国传统医学宝库中，虽然具有悠久的历史，但由于历史等因素，它的发展与经脉学比较，相差悬殊。具体原因及实际表现有以下几点：

（1）中医典籍中叙述经脉学的内容较多且具体，而叙述经筋学的内容较少。

（2）在中医针灸学科中，尽管针刺的穴位实质上是刺达经筋组织，但由于缺乏对经筋特性的研究，出现了以"脉代筋"的解释，"筋与脉并为系"的观点尚未建立。

（3）缺少经筋理论的专著，历代医家对经筋的临床实践记录较少，部分经筋疗法已失传。

中医的经筋系统，包含现代医学中的皮层、肌性组织、网状结缔组织、关节囊、韧带、骨膜、脂垫、部分神经末梢结构、淋巴组织、软组织等，从现代医学角度看，经筋系统的作用可归纳为以下几点：

（1）保护人体重要脏器。

（2）连接全身骨结构，维持人体功能位。

（3）联缀四肢关节，保证功能活动。

（4）运送营养，保证局部内外环境的平衡。

（5）是机体内在问题的外部反应部位，也是提供疾病检查诊断及施治的具体部位。

（6）经筋系统在机体内广泛联系，在生理、病理状态下相互影响。

经筋导引解结术以《黄帝内经》的"经筋学说"为指导思想，结合现代医学的解剖、生理、病理学理论，是以经筋导引板为操作工具、导引术为操作方法的特色经筋疗法，通过多维松解深层筋结，以达到治疗的目的。而"查灶探结、渗药软结、导引解结、固本消结"的独创四部解结理念则是经筋导引解结术的精髓，也是中医学在新的历史时期、新的形势需求下展现出来的中医特色技术疗法。

第二节　经筋导引解结术操作顺序与补泻方法

一、经筋导引解结术操作顺序

（一）头面部

1.头部

头部有头发覆盖，可采用以下方法施术：

头部两侧：在头维穴至下鬓角处，沿耳上发际向后下方至后发际处施术。

头顶部：头顶部以百会穴为界，向前额发际处或从前额发际处向百会穴处。

后头部：后头部从百会穴向下至后颈部发际处施术。

头部也可采取以百会穴为中心，向四周呈放射状施术。

2.面部

面部按经筋走行施术。面部手法须轻柔，忌用重力、大面积施术。一般不直接在眼、口腔、耳、鼻操作。

（二）颈项部

颈项部一般由外向内、从下往上操作。

（三）胸背部

1.胸部正中线从任脉天突穴到膻中穴，施术时自上向下。胸部两侧以身体前正中线任脉为界，由外向内沿肋骨走向施术。

2.背部由上向下施术，一般先督脉，再两侧膀胱经和夹脊穴。

（四）上肢部

上肢部一般由远端向近端施术，关节骨骼凸起部位应顺势减轻施术力度。

（五）腰骶部

腰骶部由下向上施术，一般先中间再两侧。

（六）下肢部

下肢部由远端向近端施术，在关节骨骼凸起部位应顺势减轻施术力度。

经筋导引解结术的施术力度、次数均以施术者方便和病患局部能耐受为准则。

二、经筋导引解结术补泻方法

经筋导引解结术是以经筋理论为指导，对不同体质与不同病证者应采用不同的施术手法，而不同施术手法是由机体状态及疾病性质等因素决定的。经筋导引解结术有三种施术手法：补法、泻法和平补平泻法，不同施术手法主要是由导引术力度与速度决定。

1.补法

经筋导引解结术的补法操作时力度宜轻柔、速度宜慢，能扶正、有效激发人体正气。临床多用于年老、体弱，久病、重病或形体瘦弱之虚证患者。

2.泻法

经筋导引解结术的泻法操作时力度宜重、速度快，能祛邪，使亢进的功能恢复正常。临床多用于年轻、体壮，新病、急病或形体壮实的实证患者。

3.平补平泻法

经筋导引解结术的平补平泻法操作时，力度与速度适中，平补平泻法介于补法和泻法之间，常用于正常人保健或虚实兼见证的治疗。

第三节　经筋导引解结术操作要领及步骤

操作前准备：对初诊患者施术时，应先向患者介绍经筋导引解结术的操作流程及注意事项，对精神紧张、疼痛敏感者，更应做好解释安抚工作，以便取得患者的积极配合。

选择工具：经筋导引解结术选用专用导引刮板，其边缘光滑，边角钝圆，厚薄适中。每次使用前应仔细检查其边缘有无裂纹及粗糙处，以免伤及皮肤。

1. 查灶探结

（1）体位选择：应满足两点，既能充分暴露施术部位，以利于施术，又能放松局部肌肉，使患者感到舒适。

常用的体位包括：俯伏坐位、坐位、仰卧位、俯卧位或侧卧位。其中，俯伏坐位多用于肩颈、背部操作，坐位多用于肩颈、上肢操作，仰卧位多用于头面部、上下肢、胸腹部操作，俯卧位多用于肩颈、背腰部、下肢后侧，侧卧多用于臀部、腰腹部操作。

（2）经筋查体：用拇指指腹压、揉、切、推患侧局部，探查局部筋结。

压：根据主诉在患侧局部，用拇指由轻到重压局部皮肤，以查找筋结。

揉：找到筋结后，用拇指指腹压揉筋结局部，以探查筋结大小。

切：探完筋结大小，用拇指偏锋由外向内切推筋结，以检查筋结活动度。

推：用拇指指腹沿经筋走行推筋结，以分筋理结。

经压、揉、切、推后，可在局部受累肌肉处触及压痛、筋结点，多在相应肌肉的起止点或肌腹出现紧张、压痛或筋结点。

2. 渗药软结

做好操作前的解释工作，选取相应体位，将介质均匀涂抹在相应部位，术者手持导引板，立板，由外向内、由远及近均匀渗药约5分钟。

3. 导引解结

术者候气，气沉丹田，力从地起，传至腰腹，沉肩、悬肘、定腕、掌虚、指实、立板，腰背传肩，带动上肢，惯性发力，同侧卸力，由外到内、由远及近、由轻到重，多维解锁松解相应部位深层筋结，导出经筋深层瘀毒。一般导引10～15次。

4. 固本消结

（1）导后艾灸：在操作局部予以艾灸，以活血化瘀止痛，每次20分钟。

（2）导后捵筋：术者手握施术部位经筋两端反方向均匀加力或在施术部位相应脊柱节段予以端提5～10秒钟。

（3）导后药罐：在施术部位相应脊柱节段予以加拔铜罐或药罐5～10分钟，以祛邪或祛邪扶正。

第四节 经筋导引解结术注意事项

经筋导引解结术操作时，应注意以下操作事项：

1. 施术时应选择舒适的环境，根据患者体质选取适当的手法，注意掌握补泻手法及导引术的施术时间，病情严重者应采取综合治疗。

2. 施术时应避风、保暖，冬季室温较低时应防寒保暖，尽量减少暴露部位；夏季高温时不可正对电扇或空调施术。

3. 施术后宜饮温水一杯，可以补充消耗的水分，还能促进机体新陈代谢，加速代谢产物的排出。

4. 施术后为避免风寒之邪侵袭，需待 12 小时后方可洗浴。

第五节 经筋导引解结术适应证

经筋导引解结术属于经筋疗法，是针灸疗法中的一种，重点适用于经筋病证，通过查灶探结、渗药软结、导引解结、固本消结等，从而达到治疗经筋病证的目的，甚至对一些脏腑病、皮部病均有一定治疗作用。

经筋导引解结术主要用于以机体因素形成的疾患为主要治疗对象，如经筋病证，与经筋相关的病证、临床杂病等。具体见下。

1. 头面部筋病：头痛（偏头痛）、三叉神经痛、面瘫、颞下颌关节紊乱症、耳鸣（耳聋）。

2. 颈项部筋病：落枕、颈椎病。

3. 胸背部筋病：背肌筋膜炎、胸椎后小关节紊乱、肋间神经痛。

4. 上肢部筋病：肩关节周围炎、肱二头肌长头肌肌腱炎、冈上肌肌腱炎、肱骨外上髁炎、肱骨内上髁炎、腕管综合征、指屈肌腱腱鞘炎、腱鞘囊肿。

5. 腰骶部筋病：慢性腰肌劳损、急性腰扭伤、腰臀部筋膜炎、梨状肌综合征、腰椎横突综合征、腰椎间盘突出症。

6. 下肢部筋病：膝侧副韧带损伤、髌腱炎、髌骨软化症、髌下脂肪垫肥厚、腓肠肌群损伤、踝关节损伤、跟腱炎、足跟痛。

第六节 经筋导引解结术禁忌证

经筋导引解结术是通过查灶探结、渗药软结、导引解结、固本消结四步用以治疗经筋病证。在明确经筋导引解结术的适应证后，为了避免意外的发生，对其禁忌证应有较深刻的认识，临床上要重视以下禁忌证：

1. 有出血倾向类疾病（如血小板减少症、过敏性紫癜等）手法宜轻，严重凝血功能障碍者应禁用本法。

2. 新发骨折患部不宜施术，须待骨折愈合后方可在患部以适宜力度施术；外科手术瘢痕处亦应在 2 个月以后方可在局部施术。

3. 施术局部皮肤有破损、溃疡、急性炎症或严重皮肤病者不宜施用。

4. 月经期、妊娠期妇女下腹部禁用本法。

5. 不明原因肿块及恶性肿瘤局部禁用本法。

6. 严重心血管疾病、脏器衰竭等禁用本法。

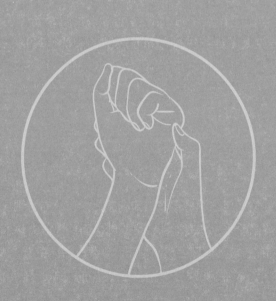

临床应用篇

第八章 头面部筋病

第一节 头痛

【概述】

头痛又称头风，表现为持续性的头部闷痛、压迫感、沉重感、紧箍感等。按部位，又有太阳头痛、阳明头痛、少阳头痛，或太阴头痛、厥阴头痛、少阴头痛，或痛及全头的不同，但以偏头痛者居多。按头痛的性质有掣痛、跳痛、灼痛、胀痛、重痛、头痛如裂或空痛、隐痛、昏痛等。按头痛发病方式，有突然发作，有缓慢而病。疼痛时间有持续性疼痛，痛无休止者；有痛势绵绵，时作时止者。根据病因，还有相应的伴发症状。西医学中的头痛多见于高血压、颅内疾病、偏头痛、神经血管性头痛及原因不明性头痛。

头部有足太阳经筋、足少阳经筋、手太阳经筋、手少阳经筋、手阳明经筋5条经筋循行分布，其中足太阳经筋纵行分布于头部（头枕、巅顶、前额部），足少阳经筋、手太阳经筋横向交叉分布于头部（侧头、巅顶、侧头部），手三阳经筋均分布于侧头部，手太阳、手少阳经筋还涉及侧面部之目外眦、耳、上牙及颌下，手阳明经筋涉及对侧面颊及颌下。

【病因病机】

卫气不足，腠理空虚，易受风寒湿邪侵袭，入腠袭筋，邪结筋挛则痛为病。若风夹寒，寒为阴邪伤阳，清阳受阻，寒凝血滞，络脉绌急而痛；或夹热邪，风热上炎，侵扰清空，气血逆乱而痛；或夹湿邪，湿性黏滞，湿蒙清阳，头为"清阳之府"，清阳不布，气血不畅而疼痛；或脏腑虚损，气血不足，经筋失养，导致筋性头痛。

【临床表现】

病程较短，有明显的感受风寒湿邪病史，头痛局限于侧头、头枕或巅顶部位，疼痛以掣痛、抽痛或胀痛为主，疼痛涉及方位较为局限，有压痛或筋结点，一般无明显外感表证的症状。舌淡红，苔薄白，脉弦。

【鉴别诊断】

1.脑肿瘤性头痛

脑肿瘤性头痛为原因不明的头痛，呈进行性加剧，伴呕吐、视力模糊、复视，结合头颅 MRI 检查有助于确诊。

2.脑出血性头痛

如中老年患者，有高血压或动脉硬化病史，突然出现头痛伴头晕、言语不清、偏瘫等，考虑脑出血可能。如青壮年骤然出现剧烈头痛，伴呕吐，轻度意识障碍时，可考虑蛛网膜下腔出血可能。结合颅脑 MRI 检查有助于确诊。

【经筋导引解结术】

1.查灶探结

（1）体位选择：患者取仰卧位，术者立于患者头前方。

（2）经筋查体：用拇指指腹压、揉、切、推患侧头部，探查头部筋结。

压：根据主诉在患侧头部用拇指由轻到重压局部皮肤，以查找筋结。

揉：找到筋结后，用拇指指腹压揉筋结局部，以探查筋结大小。

切：探完筋结大小，用拇指偏锋由外向内切推筋结，以查筋结活动度。

推：用拇指指腹沿经筋走行推筋结，以分筋理结。

经压、揉、切、推后，可在头部受累肌肉处触及压痛、筋结点，受损肌肉常见于眶隔筋区、颞筋区、枕筋区及颈筋区等。可在相应肌肉的起止点或肌腹出现紧张、压痛或筋结点。

2.渗药软结

做好操作前的解释工作，选取坐位，将介质均匀涂抹在相应部位，术者手持导引板，立板由外向内、由远及近均匀渗药约 5 分钟。

3.导引解结

术者候气，气沉丹田，力从地起，传至腰腹，沉肩、悬肘、定腕、掌虚、指实、立板，腰背传肩，带动上肢，惯性发力，同侧卸力，由外到内、由远及近、由轻到重，多维解锁松解头部深层筋结，导出经筋深层瘀毒。一般导引10～15 次。

4.固本消结

（1）导后艾灸：在头部局部予以艾灸，以活血化瘀止痛，每次 20 分钟。

（2）导后抻筋：术者双手分别托住患者下巴和枕部，向上均匀加力端提头部 5～10 秒钟。

【注意事项】

1.临证时应当分清头痛的性质而调之。筋病头痛如误治或失治而迁延日久，可筋病及脉，甚至影响脏腑。

2.对于多次治疗无效或逐渐加重者，要查明原因，尤其要排除颅内占位性病变。

3.头痛患者在治疗期间，应禁烟酒，适当参加体育锻炼，避免过劳和精神刺激。

第二节　三叉神经痛

【概述】

三叉神经痛是临床上最常见的脑神经疾病，以一侧面部三叉神经分布区内反复发作的阵发性剧烈性疼痛为主要表现，分原发性和继发性两种。本病多发生于中老年人，女性多于男性，发病率可随年龄而增长。

面部主要的经筋包括足太阳经筋、足少阳经筋、足阳明经筋、手太阳经筋、手少阳经筋、手阳明经筋 6 条经筋循行分布。三叉神经分为三支：眼支、上颌支、下颌支。眼支与足太阳、足阳明经筋有关，上颌支与手足太阳、手足少阳、手足阳明经筋有关；下颌支与手太阳、手足少阳、手足阳明经筋有关。

其中，与本病关系较密切的经筋有手足三阳经筋，一旦筋病则当所过者支部疼痛及转筋。

【病因病机】

三叉神经痛的病因，目前比较一致的认识为外感、内伤。风寒侵犯阳明，风阳升发，易犯头面，而寒为阴邪，其性凝滞，致血脉收引，气血闭塞，而产生疼痛；过食辛热之物，胃热偏盛，或外感风热，邪热犯胃，胃火熏蒸，循经上攻头面；内伤七情，肝气郁结，郁而化火；或因肾阴不足，水不涵木，阴虚阳亢，肝胆之火升腾；肝火循胃络上扰面颊而发病。病程长久，脾虚运化失常，痰浊内盛，阻塞脉络；或久病入络入血，瘀血内阻，络脉不通，不通则痛。

【临床表现】

三叉神经痛的发作常无预兆，而疼痛发作一般有规律。每次疼痛发作时间仅持续数秒到数分钟。且右侧多于左侧，疼痛由面部、口腔或下颌的某一点开始扩散到三叉神经某一支或多支，以第二支、第三支发病最为常见，第一支者少见。其疼痛范围绝对不超越面部中线，亦不超过三叉神经分布区域。

【鉴别诊断】

1. 牙痛

任何年龄均可发病，且无性别差异，并有牙周炎、龋齿等病史，以下颌痛为主，为持续性跳痛或胀痛，非电击、刀割样痛，夜间加重等。

2. 偏头痛

偏头痛多见于青年女性，疼痛多在眼眶周围、颞部，呈搏动性、胀痛或钻痛，夜间和午睡后发作，持续数小时至几天不等。

【经筋导引解结术】

1. 查灶探结

（1）体位选择：患者取坐位或仰卧位，术者立于患者后方或头前方。

（2）经筋查体：用拇指指腹压、揉、切、推患侧面部，探查面部筋结。

压：根据主诉在患侧面部用拇指由轻到重压局部皮肤，以查找筋结。

揉：找到筋结后，用拇指指腹压揉筋结局部，以探查筋结大小。

切：探完筋结大小，用拇指偏锋由外向内切推筋结，以查筋结活动度。

推：用拇指指腹沿经筋走行推筋结，以分筋理结。

经压、揉、切、推后，可在面部受累肌肉处触及压痛、筋结点，受损肌肉常见于颞部肌肉、咀嚼肌、颈肌等。可在相应肌肉的起止点或肌腹出现紧张、压痛或筋结点，颈部俯仰、转侧运动受限，以前俯、健侧旋转受限为主。

2. 渗药软结

做好操作前的解释工作，选取坐位，将介质均匀涂抹在相应部位，术者手持导引板，立板由外向内、由远及近均匀渗药约 5 分钟。

　　3. 导引解结

　　术者候气，气沉丹田，力从地起，传至腰腹、沉肩、悬肘、定腕、掌虚、指实、立板，腰背传肩，带动上肢，惯性发力，同侧卸力，由外到内、由远及近、由轻到重，多维解锁松解面部深层筋结，导出经筋深层瘀毒。一般导引 10～15 次。

　　4. 固本消结

　　（1）导后艾灸：在面部局部予以艾灸，以活血化瘀止痛，每次 20 分钟。

　　（2）导后抻筋：术者双手分别托住患者下巴和枕部，向上均匀加力端提头部 5～10 秒钟。

【注意事项】

　　1. 本多由情志内伤、肝失调达，郁而化火，上扰清窍，或肝阴亏虚，筋脉失养，肝风内动而致。

　　2. 继发性三叉神经痛以治疗原发病为主，辅以筋针疗法，或者用常规毫针疗法，以治其标。

　　3. 饮食清淡，禁食辛辣，疼痛严重者应服用流食。

第三节　面瘫

【概述】

　　面瘫即面神经麻痹，以一侧口眼向一侧歪斜为主症，故又称"口眼歪斜"，《灵枢·经筋》称为"僻"。该病任何年龄均可发病，以青壮年多见，好发于春秋季节。

　　手足三阳经筋分布于面部，而面瘫主要与足阳明经筋、手太阳经筋有关。

　　面瘫为口眼歪斜，为足阳明筋病，与手足太阳经筋有关。足阳明筋病则见卒口僻，急者目不合，热则筋纵，目不开。颊筋有寒，则急引颊移口；有热则筋弛纵缓不胜收，故僻。足阳明、手太阳筋急则口目为僻。

【病因病机】

　　中医认为本病多因正气不足，筋脉空虚，迎风睡眠、乘车当窗、贪凉吹风等，风寒或热毒之邪乘虚侵入面部经筋，以致筋气阻滞，筋肉纵缓不收而发病。久之筋病及脉，经脉受阻，气血阻滞则筋挛，出现"倒错"现象；气血不足，经筋失养则筋颤，出现"面风"（面肌痉挛）的征象。

【分型及临床表现】

1. 急性面瘫

发病突然，大多在清晨醒来时，或洗脸刷牙时，发现一侧面部板滞、麻木、松弛，口角歪向对侧，漏齿，鼓腮漏气，眼睑不能闭合，流泪，不能蹙眉、皱眉，额纹消失，鼻唇沟变浅。部分患者可见耳后或耳下疼痛，听觉过敏，或兼有舌前 2/3 味觉减退或消失，或先见耳周、头面部出现红色疱疹等症。一般病程较短，不超过 1 个月。

2. 面瘫后遗症

没有及时治疗或失治、误治，病程迁延日久，大多数超过 1 个月，甚至 3 个月以上，口眼歪斜仍旧，并可出现口角歪向健侧的"倒错现象"，甚则患侧面部或眼睑出现抽动的"面风"征象。多见于年老体弱者。

【鉴别诊断】

中枢性面瘫

中枢性面瘫大多由脑血管意外所致，好发于中老年人。除口角歪斜外，还有半身不遂、言语不清等症状，部分患者后期有眼睑下垂（目不开）、不能上抬之症，但与周围性面瘫的眼睑不能闭合（目不合）不同。多见于脑血管病变、脑肿瘤和脑炎等。正如《灵枢·经筋》载："足阳明之筋……太阳为目上网，阳明为目下网……其病……卒口僻，急者目不合。""足少阳之筋……维筋急，从左之右，右目不开，上过右角，并跷脉而行，左络于右，故伤左角，右足不用，命曰维筋相交。"可见中枢性面瘫以足少阳筋病为主，而周围性面瘫以足阳明筋病为主。一般来说，周围性面瘫病轻，易治；中枢性面瘫病重，难疗。

【经筋导引解结术】

1. 查灶探结

（1）体位选择：患者取仰卧位，术者立于患者后方。

（2）经筋查体：用拇指指腹压、揉、切、推患侧面部，探查面部筋结。

压：根据主诉在患侧面部用拇指由轻到重压局部皮肤，以查找筋结。

揉：找到筋结后，用拇指指腹压揉筋结局部，以探查筋结大小。

切：探完筋结大小，用拇指偏锋由外向内切推筋结，以查筋结活动度。

推：用拇指指腹沿经筋走行推筋结，以分筋理结。

经压、揉、切、推后，可在面部受累肌肉处触及压痛、筋结点，受损肌肉主要为表情肌，如眼轮匝肌、提上唇肌、提口角肌等。可在相应肌肉的起止点或肌腹出现紧张、压痛或筋结点，主要表现为患侧面部表情肌瘫痪，额纹消失，不能皱额蹙眉，眼裂不能闭合或者闭合不全。

2. 渗药软结

做好操作前的解释工作，选取坐位，将介质均匀涂抹在相应部位，术者手持导引板，立板由外向内、由远及近均匀渗药约 5 分钟。

3. 导引解结

术者候气，气沉丹田，力从地起，传至腰腹，沉肩、悬肘、定腕、掌虚、指实、立板，腰背传肩，带动上肢，惯性发力，同侧卸力，由外到内、由远及近、由轻到重，多维解锁松解面部深层筋结，导出经筋深层瘀毒。一般导引 10～15 次。

4. 固本消结

导后艾灸：在面部局部予以艾灸，以活血化瘀止痛，每次 20 分钟。

【注意事项】

1. 对病毒所致的面瘫，要配合点刺放血或清热解毒中药内服，协同增强效果。

2. 对老年患者的面瘫，要加强整体调补，扶正而祛邪，必要时配合补气活血中药调理，增强效果。

3. 对病程较长的顽固性面瘫，要配合点刺放血、拔罐、艾灸、电针、中药内服外敷等综合疗法治疗。

4. 面瘫、面痛（三叉神经痛）、面风（面肌痉挛）是常见的面部三病，三者既有区别，也有联系，互相影响，临证当辨病识证，分清主次，别而施治。一般面瘫易治；面痛难疗，容易复发；面风效差，治疗时需手法得宜，随机应变方能显效。

第四节　颞下颌关节紊乱症

【概述】

颞下颌关节由下颌骨的下颌头与颞骨的下颌窝和关节结节组成。颞下颌关节受到超强外力损伤或慢性劳损、寒冷刺激或周围炎症波及引起筋伤、移位而出现一系列症状与体征，故称为颞下颌关节紊乱症，亦称颞下颌关节错缝。该病多见于青壮年女性。

手足三阳经筋分布于颞下颌关节部，颞下颌关节主要与手三阳经筋、足阳明经筋有关，其中足阳明经筋从颊结于耳前；手阳明经筋上颊，结于颅；手太阳经筋、手少阳经筋上曲牙，循耳前。

一旦上述筋病则颞下颌关节疼痛、运动障碍。

【病因病机】

中医认为，该病多因面部受寒，或呵欠过度，或面颊受伤，导致面部经筋受损，筋急挛缩；或因肝肾亏虚，筋骨失养，筋缓萎缩，导致关节周围经筋急纵移位而痛，活动受限。

【分型及临床表现】

患者张口或闭口受限，并诱发颞下颌关节区疼痛、酸胀，活动时有弹响，多见一侧。

1. 筋痹

病程较短，常有咬硬物或张口过大的病因，青年人多见，局部疼痛较剧，压痛明显，甚至局部肿胀，影响吃饭或大声讲话，其余无明显症状。

2. 骨痹

病程较长，无明显病因，老年人多见，局部酸痛为主，压痛不明显，一般吃饭或讲话无影响，牙龈萎缩，齿寒怕冷，腰酸背痛，膝软跟痛等。

检查：张口受限，局部有压痛，活动时能触及弹跳感。X线提示，早期显示下颌髁状突位置不正，后期显示颞下颌关节炎和关节凹形态改变，或骨皮质不完整。

【鉴别诊断】

1. 颞下颌关节脱臼

颞下颌关节脱臼好发于女性。不能闭口，下颌中线偏向健侧，语言不清，唾液外流，下颌前伸，颏部下移，面形相应变长。检查可见双侧髁突突出于关节结节前下方，喙突突出于颧骨之下。关节区与咀嚼肌疼痛，特别在复位时明显。X线检查可明确诊断。

2. 三叉神经痛

三叉神经上颌支也可表现为面痛，但呈闪电样剧痛，或刀割、针刺、烧灼样疼痛，持续时间短暂，一般数秒至数分钟，反复发作，发作无先兆，可在洗脸、刷牙、吃饭甚至讲话时诱发疼痛。间歇期无疼痛。患者由于害怕发作而整日处于恐惧之中，精神紧张。常因触及面部"触发点"或"扳机点"而诱发面痛。

【经筋导引解结术】

1. 查灶探结

（1）体位选择：患者取坐位，术者立于患者后方。

（2）经筋查体：用拇指指腹压、揉、切、推患侧下颌部，探查颞下颌部筋结。

压：根据主诉在患侧颞下颌部用拇指由轻到重压局部皮肤，以查找筋结。

揉：找到筋结后，用拇指指腹压揉筋结局部，以探查筋结大小。

切：探完筋结大小，用拇指偏锋由外向内切推筋结，以查筋结活动度。

推：用拇指指腹沿经筋走行推筋结，以分筋理结。

经压、揉、切、推后，可在颞下颌部受累肌肉处触及压痛、筋结点，受损肌肉常见于颞肌、咬肌等。可在相应肌肉的起止点或肌腹出现紧张、压痛或筋结点，以张口或闭口受限，颞下颌关节活动时弹响为主症。

2. 渗药软结

做好操作前的解释工作，选取坐位，将介质均匀涂抹在相应部位，术者手持导引板，立板由外向内、由远及近均匀渗药约5分钟。

3. 导引解结

术者候气，气沉丹田，力从地起，传至腰腹，沉肩、悬肘、定腕、掌虚、指实、立板，腰背传肩，带动上肢，惯性发力，同侧卸力，由外到内、由远及近、由轻到重，多维解锁松解颈部深层筋结，导出经筋深层瘀毒。一般导引10~15次。

4. 固本消结

导后艾灸：在颞下颌部局部予以艾灸，以活血化瘀止痛，每次 20 分钟。

【注意事项】

1. 经筋导引解结术对筋性颞下颌关节紊乱症效果较好，对骨病所致者如使用此法治疗 5 次仍未能见效，可采用治骨痹常规针灸疗法治疗。临床有时筋、骨痹证难以分辨，则两法可联合使用。

2. 治疗期间避免咬硬物或过度张口。

3. 注意局部保暖。

第五节 耳鸣、耳聋

【概述】

耳鸣是指自觉耳内鸣响，耳聋是指听力障碍、听力下降或失聪。耳鸣（耳聋）可因外伤、发热、药物中毒等损伤神经、血管等所致。耳鸣分为神经性耳鸣、血管性耳鸣及原因不明性耳鸣等。耳聋分为传导性聋、感音神经性聋、混合性聋等。

耳部有手少阳经筋、足少阳经筋、足阳明经筋、手太阳经筋 4 条经筋循行分布，其分布的特点：手太阳经筋分布于耳后、耳中、耳上、耳前；分布于耳前的还有足阳明之筋、手少阳之筋；分布于耳后的还有足少阳经筋。

其中，与本病关系较密切的经筋有手太阳经筋与手足少阳经脉。筋性耳鸣主要与手太阳经筋有关，脉性耳鸣主要与手足少阳经筋有关。

【病因病机】

中医认为耳为肾窍，有赖于手足少阳经脉输送气血濡养，手太阳经筋维护耳窍组织的稳定。当肝肾亏虚，精血不足，难以濡养耳窍则鸣或聋；外感六淫之邪或外伤，或内在瘀痰阻滞少阳经脉，气血不能输送于耳，耳窍失充则鸣或聋；耳部受寒或外伤，筋急挛缩，耳窝组织受到牵扯，移位失稳，筋气不利而致耳鸣或耳聋。

【分型及临床表现】

1. 筋性耳鸣、耳聋

有感受风寒或外伤病史，突发耳鸣，鸣声隆隆不断，按之不减，或听力下降或暴聋，有时在张口或颈部活动时减轻或消失，耳周肌肉紧张酸痛，颈项僵痛，或兼有头痛，舌苔薄白，脉浮紧或弦等。

2. 脉性耳鸣、耳聋

病程较短，多见于年轻人，发病突然，或在感冒后出现，鸣声隆隆不断，声粗调高，按之不减，或暴聋，有时伴有耳闭、耳胀，或伴有头痛、恶寒发热，脉浮等表证。

3. 脏性耳鸣、耳聋

病程较长，多见于老年人，发病缓慢，逐渐出现如蝉耳鸣，其后伴有不同程度的耳聋，多为双侧性，耳鸣时作时止，声细调低，按之鸣减，疲劳时加重，可伴有头晕、腰膝酸软、带下清稀、遗精、脉弱等。

【鉴别诊断】

1. 梅尼埃病

梅尼埃病的耳鸣呈低调吹风样，常发生在眩晕发作之前，或与耳聋、眩晕同时出现。在疾病的缓解期，耳鸣可以消失或减轻。反复发作的病例可转为持久性高音调耳鸣。

2. 听神经瘤

听神经瘤耳鸣的特点为单侧性，高音调如蝉鸣或汽笛声。初期为间歇性，逐渐转为持续性。常同时伴有其他脑神经症状，如头痛、面部麻木等。内耳道X线、CT扫描检查可确诊。

3. 高血压耳鸣

高血压耳鸣多为双侧性，常与脉搏的节律一致。除耳鸣之外，还可以有头痛、头晕等高血压症状。听力检查正常。服降血压药后耳鸣可减轻或消失。

【经筋导引解结术】

1. 查灶探结

（1）体位选择：患者取坐位，术者立于患者后方。

（2）经筋查体：用拇指指腹压、揉、切、推患侧颈部及耳部前后上部，探查筋结。

压：根据主诉在患侧颈部及耳部前后上部用拇指由轻到重压局部皮肤，以查找筋结。

揉：找到筋结后，用拇指指腹压揉筋结局部，以探查筋结大小。

切：探完筋结大小，用拇指偏锋由外向内切推筋结，以查筋结活动度。

推：用拇指指腹沿经筋走行推筋结，以分筋理结。

经压、揉、切、推后，可在颈部及耳部前后上部触及压痛、筋结点。常表现在颈部的天柱、颈夹脊、肩井穴，耳部的完骨、率谷、浮白、头窍阴、听宫穴区附近有压痛、酸胀感。

2.渗药软结

做好操作前的解释工作，选取坐位，将介质均匀涂抹在相应部位，术者手持导引板，立板由外向内、由远及近均匀渗药约5分钟。

3.导引解结

术者候气，气沉丹田，力从地起，传至腰腹，沉肩、悬肘、定腕、掌虚、指实、立板，腰背传肩，带动上肢，惯性发力，同侧卸力，由外到内、由远及近、由轻到重，多维解锁松解颈部及耳部前后上部的筋结，导出经筋深层瘀毒。一般导引10～15次。

4.固本消结

（1）导后艾灸：在颈部及耳部前后上部局部予以艾灸，以活血化瘀止痛，每次20分钟。

（2）导后押筋：术者双手分别托住患者下巴和枕部，向上均匀加力端提头部5～10秒钟。

【注意事项】

1.筋性耳鸣一般能在短期内见效。

2.坚持治疗，可做五官保健操配合治疗。

3.慎用导致耳鸣加重的药物。

4.克服不良习惯，如经常饮用咖啡和酒、吸烟；避免精神紧张和疲劳，远离噪声。

第九章 颈项部筋病

第一节 落枕

【概述】

落枕是临床常见的颈部筋伤病之一，又称为"失枕"。大多无明显外伤史，晨起或突感颈部肌肉僵痛，颈部活动明显受限。多见于青壮年，男性多于女性，好发于冬春之季。

颈项部有足太阳经筋、足少阴经筋、手太阳经筋、足少阳经筋、手少阳经筋、手阳明经筋 6 条经筋循行分布，其分布的特点：足太阳经筋与足少阴经筋分布于颈项表里内外；由后向前分布于侧颈部的有手太阳经筋、足少阳经筋、手少阳经筋、手阳明经筋。

其中，与本病关系较密切的经筋有足太阳经筋、足少阴经筋、手阳明经筋、手太阳经筋及足少阳经筋。足太阳筋病则项筋急、颈不可左右转动、不能前俯；手阳明筋病则颈不可左右转视；手太阳筋病则颈痛牵引肩胛；足少阳筋病则颈痛牵引缺盆、膺乳等。

【病因病机】

落枕可因长时间低头劳作，使颈部筋肉牵拉挛急而发生静力性损伤；或因枕头过高、过低或过硬，加之睡姿不正，使一侧颈部筋肉紧张过度而挛急所致；也有因睡眠时遭受风寒侵袭，卫气与邪气相合，卫气不能布散津气，经筋失于温养，筋急拘挛而成。

【临床表现】

大多晨起方觉颈项僵痛，左右活动不利，颈部常歪向患侧，处于强迫体位。有时可影响患侧肩部，转头时常与上半身同时转动。

X线检查：颈椎侧位片常见生理弧度变直，甚至反弓，一般椎间隙无明显改变。

【鉴别诊断】

1. 颈部急性扭伤

颈部急性扭伤有明显的外伤史，一般颈痛常在1～2日后加重，或可兼有吞咽困难、头重头痛、耳鸣、嗳气等交感神经刺激症状，甚至出现脊髓中央综合征。

2. 儿童斜颈

儿童斜颈一般在出生2周左右出现，称为肌性斜颈或先天性斜颈；如儿童突然发生，应排除特发性寰枢关节半脱位或其他颈部疾患后，方可诊断落枕。

【经筋导引解结术】

1. 查灶探结

（1）体位选择：患者取坐位，术者立于患者后方。

（2）经筋查体：用拇指指腹压、揉、切、推患侧颈部，探查颈部筋结。

压：根据主诉在患侧颈部用拇指由轻到重压局部皮肤，以查找筋结。

揉：找到筋结后，用拇指指腹压揉筋结局部，以探查筋结大小。

切：探完筋结大小，用拇指偏锋由外向内切推筋结，以查筋结活动度。

推：用拇指指腹沿经筋走行推筋结，以分筋理结。

经压、揉、切、推后，可在颈部受累肌肉处触及压痛、筋结点，受损肌肉常见于胸锁乳突肌、斜方肌等。可在相应肌肉的起止点或肌腹出现紧张、压痛或筋结点，颈部俯仰、转侧运动受限，以前俯、健侧旋转受限为主。

2. 渗药软结

做好操作前的解释工作，选取坐位，将介质均匀涂抹在相应部位，术者手持导引板，立板由外向内、由远及近均匀渗药约5分钟。

3. 导引解结

术者候气，气沉丹田，力从地起，传至腰腹，沉肩、悬肘、定腕、掌虚、指实、立板，腰背传肩，带动上肢，惯性发力，同侧卸力，由外到内、由远及近、由轻到重，多维解锁松解颈部深层筋结，导出经筋深层瘀毒。一般导引10～15次。

4. 固本消结

（1）导后艾灸：在颈部局部予以艾灸，以活血化瘀止痛，每次20分钟。

（2）导后抻筋：术者双手分别托住患者下巴和枕部，向上均匀加力端提头部5～10秒钟。

【注意事项】

1. 落枕一般1周左右即可缓解，如经常落枕者，需X线检查排除颈椎病变。

2. 尽量避免长时间低头劳作，可每隔2小时活动颈部5分钟，调适颈部肌肉。

3. 睡眠时选择硬度适宜、高低合适的枕头，同时避免颈项部感受风寒。

第二节　颈椎病

【概述】

颈椎病是指颈椎间盘组织退行性变、脱水、纤维环退化、椎间隙变窄、周围韧带松弛、椎体失稳等内源性稳定系统（静力平衡）与颈部肌肉韧带调控的外源性稳定系统（动力平衡）所形成的颈椎生物力学平衡的打破，导致椎体边缘骨质增生、黄韧带增厚、钩椎关节增生及关节突关节的继发性改变，使椎管及椎间孔变形变窄，刺激或压迫局部肌肉、颈神经根、脊髓、血管、交感神经等组织而引起的症候群，故又称颈椎综合征。本病是一种较为常见的中老年病，但随着电子产品的普及，近年来呈现年轻化趋势。临床上一般可分为颈型、神经根型、脊髓型、椎动脉型、交感神经型、混合型等。

颈项部有足太阳经筋、足少阳经筋、手太阳经筋、手少阳经筋、手阳明经筋、足阳明经筋、足少阴经筋7条经筋循行分布，其分布特点：足太阳经筋与足少阴经筋分布于颈项表里内外；由后向前分布于侧颈部的有手太阳经筋、足少阳经筋、手少阳经筋、手阳明经筋；足阳明经筋分布于颈前两旁。

与本病关系较密切的经筋有手足三阳经筋与足少阴经筋。足太阳筋病则项筋急、颈不可左右转动、不能前俯；足少阴筋病则颈不能后仰；手阳明筋病则颈不可左右转视；手太阳、足少阳筋病则颈痛牵引肩胛；足少阳筋病则颈痛牵引缺盆、膺乳；足太阳、手少阳筋病则喉中似有异物感等。

【病因病机】

中医认为，年高体弱，肝肾不足，正气亏虚，筋骨失养，为本病内因，加之颈部扭伤、劳损或感受风寒、湿热之邪为本病的外因，二者相互作用，致使经气运行不利，营卫气血运行受阻，初则卫气不能布散津气，筋肉失去温养而挛急；继则筋挛卡脉，气血阻滞，经脉痹阻不通；久之，气滞血瘀，瘀阻筋骨，机化骨化，筋骨失充而发病。一般可分为筋痹、肉痹、骨痹、脉痹，由于筋肉相合、筋脉伴行、筋附着骨，故临床常见筋肉、筋骨、筋脉同病，而分为筋肉型、筋脉型、筋骨型。

【分型及临床表现】

1. 筋肉型颈椎病

以颈项疼痛为主，单侧多见，常因疲劳、低头劳作过久，或感受风寒诱发，活动时疼痛加重，颈部活动受限，颈部僵硬不适，呈持续性疼痛或刺痛，疼痛可牵引枕项或肩背。久之，头部转动时可闻弹响，甚则头重难持，需双手抱头。

X线检查：显示颈椎生理弧度改变或椎间关节不稳等表现。类似于颈型颈椎病。

2. 筋脉型颈椎病

以持续性颈、肩、臂部疼痛，阵发性加重为主要症状，患侧上肢可出现明显的根性症状，手指麻木、疼痛、无力、肌肉萎缩，咳嗽或颈部活动至某个体位时可诱发或加重。有时可出现颈性眩晕或交感神经的症状，甚至脊髓受损症状。颈部活动时可诱发上肢放射痛。

X线检查：可见颈椎生理弧度变浅或消失，或节段性不稳定，椎间隙变窄，椎间孔缩小变形等改变。

3. 筋骨型颈椎病

一般病程较久，持续性颈、肩、臂疼痛难以缓解，可伴有患侧上肢根性症状，或出现颈性眩晕或交感神经的症状，甚至可见下肢酸软无力、颈颤臂抖等不同程度的不全痉挛性瘫痪。多见于中老年人。

X线检查：可见颈椎间隙变窄，椎体严重骨质增生，椎间孔缩小变形等改变。

【鉴别诊断】

1. 食管炎

食管炎多因饮食时不慎被鱼刺或硬物损伤，食管钡餐或食管镜检查有助于鉴别，一般 X 线片颈椎前缘无骨赘增生显示。

2. 食管癌

食管癌一般多见于中老年人，吞咽困难，但发病缓慢。食管镜检查有助于鉴别。

【经筋导引解结术】

1. 查灶探结

（1）体位选择：患者取坐位，术者立于患者后方。

（2）经筋查体：用拇指指腹压、揉、切、推患侧颈部，探查颈部筋结。

压：根据主诉在患侧颈部用拇指由轻到重压局部皮肤，以查找筋结。

揉：找到筋结后，用拇指指腹压揉筋结局部，以探查筋结大小。

切：探完筋结大小，用拇指偏锋由外向内切推筋结，以查筋结活动度。

推：用拇指指腹沿经筋走行推筋结，以分筋理结。

经压、揉、切、推后，可在颈部受累肌肉处触及压痛、筋结点。筋肉型受损肌肉常见于胸锁乳突肌、肩胛提肌、头颈夹肌等；筋脉型受损部位一般为患侧项部附近筋肉；筋骨型受损部位一般为枕项部附近筋肉。查体可在相应部位出现紧张、压痛或筋结点，颈部活动受限。

2. 渗药软结

做好操作前的解释工作，选取坐位，将介质均匀涂抹在相应部位，术者手持导引板，立板由外向内、由远及近均匀渗药约 5 分钟。

3. 导引解结

术者候气，气沉丹田，力从地起，传至腰腹，沉肩、悬肘、定腕、掌虚、指实、立板，腰背传肩，带动上肢，惯性发力，同侧卸力，由外到内、由远及近、由轻到重，多维解锁松解颈部深层筋结，导出经筋深层瘀毒。一般导引 10～15 次。

4. 固本消结

（1）导后艾灸：在颈部局部予以艾灸，以活血化瘀止痛，每次 20 分钟。

（2）导后抻筋：术者双手分别托住患者下巴和枕部，向上均匀加力端提头部 5～10 秒钟。

【注意事项】

1. 避免颈部长时间处于劳累状态，避免长时间低头工作，低头或仰头 1～2 小时后应适当活动颈部。

2. 睡眠选择硬度适宜、高低合适的枕头，最好采用仰卧位，头颈部自然仰伸，同时避免颈肩部着凉。

3. 中老年人可经常做轻柔的颈部功能锻炼，避免颈部运动量过大。

第十章　胸背部筋病

第一节　背肌筋膜炎

【概述】

背肌筋膜炎指因寒冷潮湿、慢性劳损与外伤而使背部肌筋膜及肌组织发生水肿、渗出及纤维性变，而出现的一种无菌性炎症。主要表现为背部僵硬、慢性持续性酸胀痛或钝痛。多见于体力劳动的男性或长期伏案工作坐姿不良者。

背部主要为足太阳与少阴经筋分布，如足太阳经筋，上挟脊上项，结于枕骨；足少阴经筋，循脊内挟膂，上至项，结于枕骨，与足太阳经筋相合，故与本病关系较密切。一旦筋病则脊反折，项筋急。太阳筋病则背脊反折不能俯，少阴筋病则脊背不能仰等。

【病因病机】

长期伏案工作，或不良坐姿，导致背部经气不畅，气不布津则筋肉失濡；或汗出卧于湿地，寒湿入侵，邪困卫气，不能温煦筋肉；或直接外伤，损伤筋肉，气滞血瘀而致疼痛。

【临床表现】

一般多见于伏案工作者，女性发病多于男性。一侧或双侧背痛，呈持续弥漫性酸痛或钝痛，可向颈肩部或腰部放射，以两肩胛区为甚。背痛间作，疼痛晨起加重，活动后减轻，过度活动又加重。可因局部受凉或全身疲劳、天气变冷等诱发疼痛或加重疼痛，遇热可减轻。重者可于睡眠时痛醒。疼痛有时和情绪紧张有关。

检查：筋伤者，一般皮肤无明显红肿，局部肌肉紧张、压痛，可触及筋结等阳性反应物，一般腰背活动轻度受限，重者影响腰脊关节、俯仰受限，或累及胸肋关节，胸痛而呼吸受限。而络伤者，肿痛明显，局部有瘀斑。X线检查可排除骨折。

【鉴别诊断】

1. 胸椎病变
胸椎病变无明显外伤史，背痛呈持续性，有叩击痛。血常规检查结合 X 线检查，可提示骨结核、肿瘤、骨折等病变。

2. 第 3 腰椎横突综合征
第 3 腰椎横突综合征多有扭伤或劳损史，第 3 腰椎横突处明显压痛并向下腰及臀部放射，第 3 腰椎横突附近可触及条索状或结节状物。

【经筋导引解结术】

1. 查灶探结
（1）体位选择：患者取俯卧位，术者立于患者侧边。
（2）经筋查体：用拇指指腹压、揉、切、推患侧背部，探查背部筋结。
压：根据主诉在患侧背部用拇指由轻到重压局部皮肤，以查找筋结。
揉：找到筋结后，用拇指指腹压揉筋结局部，以探查筋结大小。
切：探完筋结大小，用拇指偏锋由外向内切推筋结，以查筋结活动度。
推：用拇指指腹沿经筋走行推筋结，以分筋理结。
经压、揉、切、推后，可在背部受累肌肉处触及压痛、筋结点，受损肌肉常见于斜方肌、菱形肌、背阔肌和肩胛提肌等。可在相应肌肉的起止点或肌腹出现紧张、压痛或筋结点，背部以活动受限为主。

2. 渗药软结
做好操作前的解释工作，选取俯卧位，将介质均匀涂抹在相应部位，术者手持导引板，立板由外向内、由远及近均匀渗药约 5 分钟。

3. 导引解结
术者候气，气沉丹田，力从地起，传至腰腹，沉肩、悬肘、定腕、掌虚、指实、立板，腰背传肩，带动上肢，惯性发力，同侧卸力，由上向下施术，先督脉再行两侧膀胱经与夹脊穴。多维松解背部深层筋结，导出经筋深层瘀毒。一般导引 10～15 次。

4. 固本消结

（1）导后艾灸：在背部局部予以艾灸，以活血化瘀止痛，每次20分钟。

（2）导后抻筋：患者双肘外展，掌心向上推至最高，持续用力3～5秒，然后双臂缓慢用力下拉至后头，双手靠近后肩部，每个动作进行5组。

【注意事项】

1. 长时间久坐的办公人员应注意坐姿与定时休息，缓解紧张的腰背肌肉。

2. 不睡软床，应选择硬板床。

3. 注意保暖，避免受寒。

4. 适量运动，积极加强腰背部肌肉锻炼。

第二节　胸椎后小关节紊乱

【概述】

胸椎后小关节紊乱俗称"岔气"，是指胸椎后关节、肋椎小关节、肋横突关节在旋转外力作用下发生关节错位或滑膜嵌顿所致的疼痛、功能受限等症状的疾病。临床多见于青壮年。

背部为足三阴三阳经筋（无足厥阴经筋）与手三阴经筋分布之处，一旦筋病则出现背脊痛牵引胸胁。如足太阳筋病则脊反折，项筋急，腋支；足少阳筋病则上乘眇季胁痛，上引缺盆、膺乳、颈；足阳明筋病则腹筋急，引缺盆；足太阴筋病则两胁痛，引膺中脊内痛；足少阴筋病则在外者不能俯，在内者不能仰，阳病者腰反折不能俯，阴病者不能仰；手太阴筋病则胁急；手心主筋病则胸痛、息贲等。

【病因病机】

长期从事体力劳作，劳损背脊筋肉，骨节松弛，出现背脊筋肉不适、疼痛，突然旋转、用力喷嚏咳嗽时，导致"骨错缝，筋出槽"，即胸椎后小关节错位或滑膜嵌顿，筋气阻滞而痛。

【临床表现】

一般有慢性劳损史，在突然旋转或用力喷嚏、咳嗽等诱因下发生。多见于体力劳动的青壮年。平时背脊酸痛间作，一侧或双侧，疲劳或阴雨天常诱发加重，活动或局部按摩、热敷后减轻而缓解。在受寒、突然转侧等诱因下突然发作，背脊剧痛，可向胸胁、腰部放射，转侧受限，深呼吸困难。典型患者在发病时往往可闻及胸椎后关节在突然错位时的"咯吱"声响。

检查：患椎棘突偏歪或隆突、棘旁压痛，肌肉紧张压痛。X线检查无明显改变，可排除胸椎骨折。

【鉴别诊断】

胸椎病变

无明显外伤史，背痛呈持续性，有叩击痛。血常规检查结合X线检查，可提示骨结核、肿瘤、骨折等病变。

【经筋导引解结术】

1. 查灶探结

（1）体位选择：患者取俯卧位，术者立于患者一侧。

（2）经筋查体：用拇指指腹压、揉、切、推患侧背部，探查背部筋结。

压：根据主诉在患侧背部用拇指由轻到重压局部皮肤，以查找筋结。

揉：找到筋结后，用拇指指腹压揉筋结局部，以探查筋结大小。

切：探完筋结大小，用拇指偏锋由外向内切推筋结，以查筋结活动度。

推：用拇指指腹沿经筋走行推筋结，以分筋理结。

经压、揉、切、推后，可在背部受累肌肉处触及压痛、筋结点，受损肌肉常见于斜方肌、菱形肌和肩胛提肌等。可在相应肌肉的起止点或肌腹出现紧张、压痛或筋结点，背部以活动受限为主。

2. 渗药软结

做好操作前的解释工作，选取俯卧位，将介质均匀涂抹在相应部位，术者手持导引板，立板由外向内、由远及近均匀渗药约5分钟。

3.导引解结

术者候气，气沉丹田，力从地起，传至腰腹，沉肩、悬肘、定腕、掌虚、指实、立板，腰背传肩，带动上肢，惯性发力，同侧卸力，由上向下施术，先督脉再行两侧膀胱经与夹脊穴。多维松解背部深层筋结，导出经筋深层瘀毒。一般导引 10～15 次。

4.固本消结

（1）导后艾灸：在背部局部予以艾灸，以活血化瘀止痛，每次 20 分钟。

（2）导后抻筋：患者取坐位，双手十指交叉扣住，置于枕后部。术者站于其身后，用一侧膝部顶住患者第 5～7 胸椎棘突处，两手托握住其两肘部，使患者身体缓缓地做前俯后仰被动动作，待其放松后，再做后伸运动到有阻力时，术者双手同时向后发力，快速小幅度地将其两肘向后扳动。

【注意事项】

1.避免长期伏案久坐与不良坐姿，应按时休息活动。

2.平时应注意保暖，预防寒气侵袭机体。

3.适量运动，如游泳、慢跑等，强化背脊筋肉，稳固筋骨关节，减少发病。

第三节　肋间神经痛

【概述】

肋间神经痛是指一侧单支或多支肋间神经支配区的发作性疼痛。分为原发性与继发性两类。

胸胁部为足三阳、太阴经筋与手三阴经筋分布之处，一旦筋病则出现胸胁痛（所过而结者皆痛及转筋）。如足太阳之筋病则腋支缺盆中纽痛，不可左右摇；足少阳之筋病则上乘䏚季胁痛，上引缺盆、膺乳、颈维；足阳明之筋病则腹筋急，引缺盆及颊；足太阴之筋病则两胁痛，引膺中（脊内痛）；手太阴之筋病则胁急、息贲；手厥阴之筋病则胸痛、息贲等。

【病因病机】

由于情绪不遂，肝胆经气郁滞，气血运行不畅，或感受风寒湿邪，邪阻经气，影响筋肉；或闪挫损伤筋肉，筋气受损，气不布津；或感受热毒，侵犯少阳筋脉所致。

【临床表现】

一般无明显外伤史。一侧胸胁疼痛、沿肋间神经分布区域放射，可涉及同侧胸背及肩部，一般不超越对侧。疼痛区域较固定，夜间加重，咳嗽、深呼吸或喷嚏时诱发疼痛。如肝郁气滞者，胸胁胀痛，时作时止，随情绪而变化，嗳气则舒，口苦脉弦等。

一侧相应肋间神经分布区域感觉过敏、疼痛。疼痛性质多为刺痛或灼痛，相应肋骨胸椎棘突旁、腋中线、胸骨旁压痛。

如感受热毒，可见一侧胸胁灼痛，数日内出现带状疱疹，夜间痛甚，数周后疱疹消退，后遗皮肤色素沉着，胸胁刺痛，阴雨天加重。

【鉴别诊断】

肋骨骨折

大多有直接外伤史，胸肋疼痛较剧。胸廓挤压试验阳性，并有骨擦音，X线检查提示骨折。

【经筋导引解结术】

1. 查灶探结

（1）体位选择：患者取仰卧位，术者立于患者患方。

（2）经筋查体：用拇指指腹压、揉、切、推患侧胸胁部，探查胸胁部筋结。

压：根据主诉在患侧胸胁部用拇指由轻到重压局部皮肤，以查找筋结。

揉：找到筋结后，用拇指指腹压揉筋结局部，以探查筋结大小。

切：探完筋结大小，用拇指偏锋由外向内切推筋结，以查筋结活动度。

推：用拇指指腹沿经筋走行推筋结，以分筋理结。

经压、揉、切、推后，可在胸胁部受累肌肉处触及压痛、筋结点，受损肌肉常见于胸锁乳突肌、斜方肌等。可在相应肌肉的起止点或肌腹出现紧张、压痛或筋结点，颈部俯仰、转侧运动受限，以前俯、健侧旋转受限为主。

2. 渗药软结

做好操作前的解释工作，选取仰卧位，将介质均匀涂抹在相应部位，术者手持导引板，立板由外向内、由远及近均匀渗药约 5 分钟。

3. 导引解结

术者候气，气沉丹田，力从地起，传至腰腹，沉肩、悬肘、定腕、掌虚、指实、立板，腰背传肩，带动上肢，惯性发力，同侧卸力，由外到内、由远及近、由轻到重，胸部两侧以身体前正中线任脉为界，由外向内沿肋骨走向施术。导出经筋深层瘀毒。一般导引 10～15 次。

4. 固本消结

（1）导后艾灸：在胸胁局部予以艾灸，以活血化瘀止痛，每次 20 分钟。

（2）导后押筋：术者双手分别托住患者腋下，向上均匀加力端提 5～10 秒钟。

【注意事项】

1. 指导患者保持心情舒畅，避免抑郁、恼怒等不良情绪的刺激。

2. 适当进行体育锻炼，以增强体质；饮食要有节制，避免暴饮暴食，控制高脂肪、高胆固醇的食物。

3. 养成良好的大便习惯，保持胃肠道的正常生理功能；注意卫生，预防和治疗蛔虫病。

4. 本病的预后一般都比较好，但也有部分患者迁延不愈，若治疗不当，演变为癥瘕、痞块、肝痛等症，预后欠佳。

第十一章 上肢部筋病

第一节 肩关节周围炎

【概述】

肩关节周围炎是以肩部长期固定疼痛，活动受限为主症的疾病。由于风寒是本病的主要诱因，故常称为"肩漏风"；因本病多发于50岁左右的成人，故俗称"五十肩"；因患肩局部常畏寒怕冷，尤其后期常出现肩关节的粘连，肩部呈现固结状，活动明显受限，故又称"肩凝症""冻结肩"等。

肩部有手太阴经筋、手阳明经筋、足太阳经筋、足少阳经筋、手少阳经筋、手太阳经筋6条经筋循行分布，其分布特点：手太阴经筋、手阳明经筋、足太阳经筋、足少阳经筋分布于肩前部；手少阳经筋分布于肩外侧；手少阳经筋、手太阳经筋分布于肩胛部；足太阳经筋、足少阳经筋、手太阴经筋分布于腋下。

此6条经脉与本病关系较为密切。足太阳筋病则相关筋急，肩不举，腋支，不可左右摇；手太阳筋病则肘内锐骨后廉痛，腋下痛，腋后廉痛，绕肩胛引颈而痛；手阳明筋病则肩不举，颈不可左右视等。

【病因病机】

因体虚、劳损、风寒侵袭肩部，致经气不利所致。肩部感受风寒，阻痹气血，或劳作过度、外伤，损及筋脉，气滞血瘀，或老年气血不足，筋骨失养，皆可使肩部脉络气血不利，不通则痛。内外因素导致肩部经络阻滞不通或失养，是本病的主要病机。

【临床表现】

肩周疼痛、酸重，夜间为甚，常因天气变化及劳累而诱发加重，患者肩前、后及外侧均有压痛，主动和被动外展、后伸、上举等功能明显受限，后期可出现肌肉萎缩。临床一般分为筋肉型、筋骨型和筋脉型。

1.筋肉型肩关节周围炎

筋肉型多见于发病初期。表现为肩部疼痛，昼轻夜重，上臂活动尚可。寒盛者，疼痛较剧，痛有定处，遇寒痛增，得热则减，苔薄白，脉弦紧；湿盛者，肩部酸痛重着，稍见肿胀，痛有定处，两手沉重，肌肤麻木不仁，苔白腻，脉濡缓。

2.筋骨型肩关节周围炎

筋骨型多见于病变中期或有外伤史者。表现为肩部疼痛或肿痛，夜间疼痛加重，上臂活动受限，活动后疼痛加剧，呈弥散性疼痛，舌暗，脉涩。X线检查可见肱骨头有斑点状骨质疏松，肱骨大结节有不规则增生和致密阴影。

3.筋脉型肩关节周围炎

筋脉型多见于病变后期。此期肩部疼痛有所减弱，但上臂活动明显受限，肩部肌肉萎缩，舌淡苔白，脉细。

X线检查：一般无明显改变，病久者可见肱骨头有斑点状骨质疏松，肱骨大结节有不规则增生和致密阴影。

【鉴别诊断】

1.神经根型颈椎病

神经根型颈椎病除肩部疼痛外，还有颈项痛、上肢反射痛及手指麻木，肩关节活动一般无明显受限。颈椎有压痛，臂丛牵拉试验阳性，椎间孔挤压试验阳性，颈椎X线片大多有阳性改变。

2.冈上肌肌腱炎

冈上肌肌腱炎压痛位于肱骨大结节附近。疼痛弧试验阳性（令患者肩外展，当外展至60°～120°范围时，冈上肌在肩峰上摩擦出现疼痛为阳性）有助于诊断冈上肌肌腱炎。

3.肱二头肌长头腱鞘炎

肱二头肌长头位于肩关节结节间沟处肿痛、压痛，肩关节用力前屈后伸时诱发或加重疼痛，局部能触及细碎的摩擦感。肱二头肌阻抗力试验（患者屈肘90°，检查者一首扶住患者肘部，一手握住腕部，令患者屈肘、外展、外旋，检查者给予阻抗，如肱骨结节间沟疼痛为肱二头肌长头肌肌腱炎，如肱二头肌肌腱滑出为肱二头肌长头肌肌腱滑脱）有助于诊断肱二头肌长头肌肌腱是否发炎或滑脱。

4. 肩峰下滑囊炎

肩峰下滑囊炎的疼痛位于肩部外侧，肩关节旋转或外展时诱发或加重疼痛，且伴有活动受限。急性发作时，因滑囊处三角肌前缘呈现球形鼓出，使肩轮廓增大。

5. 肩关节脱位

有明显的外伤史，肩部疼痛，活动受限，外形呈"方肩"。搭肩试验阳性（患者屈肘，将手搭于对侧肩上，如肘部不能靠着胸壁为阳性，或能将肘部靠着胸壁而手不能搭于对侧肩上，也为阳性）；直尺试验（正常情况下，肩峰位于肱骨外上髁与肱骨大结节连线的内侧。如检查者用直尺，一端置于肱骨外上髁，另一端能与肩峰接触为阳性）有助于检查肩关节是否脱位或肱骨颈骨折移位。

【经筋导引解结术】

1. 查灶探结

（1）体位选择：患者取坐位，术者立于患者后方。

（2）经筋查体：用拇指指腹压、揉、切、推患侧肩部，探查肩部筋结。

压：根据主诉在患侧肩部用拇指由轻到重压局部皮肤，以查找筋结。

揉：找到筋结后，用拇指指腹压揉筋结局部，以探查筋结大小。

切：探完筋结大小，用拇指偏锋由外向内切推筋结，以查筋结活动度。

推：用拇指指腹沿经筋走行推筋结，以分筋理结。

经压、揉、切、推后，可在肩部受累肌肉处触及压痛、筋结点。可在相应部位出现紧张、压痛或筋结点，肩部前屈、后伸、内收、外展、旋内、旋外运动受限。

2. 渗药软结

做好操作前的解释工作，选取坐位，将介质均匀涂抹在相应部位，术者手持导引板，立板由外向内、由远及近均匀渗药约5分钟。

3. 导引解结

术者候气，气沉丹田，力从地起，传至腰腹，沉肩、悬肘、定腕、掌虚、指实、立板，腰背传肩，带动上肢，惯性发力，同侧卸力，由外到内、由远及近、由轻到重，多维解锁松解肩部深层筋结，导出经筋深层瘀毒。一般导引10～15次。

4. 固本消结

（1）导后艾灸：在肩部局部予以艾灸，以活血化瘀止痛，每次20分钟。

（2）导后抻筋：术者双手托住患者肩部，均匀拉伸肩部5～10秒钟。

【注意事项】

1.经筋导引解结术治疗肩关节周围炎有较好的效果，但必须明确诊断，排除肩关节结核、肿瘤、骨折、脱臼等肩部疾病，以及与颈椎病等引起的关联痛相区别。

2.掌握时机，一般病程越短，效果越好，对病程较长的可采用1~2种疗法综合治疗。对组织产生粘连、肌肉萎缩者，结合推拿治疗，以提高疗效。

3.正确处理好止痛与运动的关系。因肩周炎后期病变组织产生粘连可致功能障碍，故止痛的同时应加强运动锻炼，避免后遗症的发生。

4.肩周炎是肩关节周围软组织的退行性、炎症性病变，故平时要注意肩部保暖，避免风寒的侵袭，在医生指导下坚持肩关节功能锻炼。

第二节　肱二头肌长头肌肌腱炎

【概述】

上肢在外展位屈肘时，肱二头肌长头肌肌腱容易磨损，长期的摩擦或过度活动可引起腱鞘充血、水肿、增厚，造成腱鞘滑膜层急性水肿或慢性损伤性炎症，导致肱二头肌长头肌肌腱在腱鞘内的滑动功能发生障碍，从而出现临床症状，称为肱二头肌长头肌肌腱炎或腱鞘炎。本病好发于40岁以上的中年人，多因外伤或劳损后急性发病，是肩痛的常见原因之一。

本病主要与足太阳、手阳明、手太阴经筋有关，三条经筋分布于肩前区。一旦筋病则当所过者支转筋痛，肩不举，有时可牵引颈项及前胸。

【病因病机】

手阳明经筋、手太阴经筋与足太阳经筋结于肩髃，经筋联属肌肉与肩关节而产生屈伸、旋转、展收等运动。由于长期重复劳作或局部急性损伤，经筋受损，导致气凝津聚；或卫气不足，复感风寒湿邪入侵，邪结经筋，气结津聚而成。病久气津凝滞，筋病及骨而致筋骨同病。

【临床表现】

急性发作时，以肩前部疼痛为主，可放射至三角肌下方，有时呈现弥漫性疼痛，病位难以确定，凡是可引起肱二头肌长头肌肌腱滑动的动作均可诱发疼痛。故为避免上肢旋转而诱发疼痛，常将上臂紧贴身体，限制肩部活动。常因局部受冷而加重。慢性损伤者，症状缓慢出现，患者常难以叙述病史，仅有三角肌弥漫性隐痛、酸痛，结节间沟常有压痛。上臂外展、上举、后伸时诱发肩前疼痛。

检查：肩关节结节间沟明显压痛，外展、旋外、后伸或伸肘旋外时均可牵拉肱二头肌长头肌肌腱而引发疼痛。肱二头肌长头肌肌腱紧张试验阳性（屈肘旋后拮抗时，肩前部内侧出现疼痛）或肱二头肌阻抗力试验阳性（患者屈肘90°，检查者一手扶住患者肘部，一手握住腕部，令患者屈肘、外展、外旋，检查者给予阻抗，如肱骨结节间沟疼痛为肱二头肌长头肌肌腱炎）。

X线检查：结节间沟变浅、狭窄，沟底或侧壁有骨赘形成等。

【鉴别诊断】

1.肱二头肌长头肌肌腱滑脱
当横韧带劳损或撕裂或结节间沟变浅时，易致肱二头肌长头肌肌腱滑脱。诊断时令患者屈肘90°并主动或被动旋前、旋后，检查者一手置于肩前结节间沟处，能感觉肌腱在沟中滑动，并有弹响及疼痛。

2.肱二头肌长头肌肌腱断裂
有明显外伤史，或前臂旋后位提拿上举重物等导致肱二头肌长头肌腱急性断裂，多见于青壮年体力劳动者。突然感到肩部撕裂性疼痛，三角肌下方肿胀，于上臂前方有明显的凹陷缺损，而肱二头肌肌腹回缩隆起。断裂处有压痛，上臂无力，屈肘功能障碍，建议外科手术治疗。慢性肱二头肌长头肌腱断裂多为老年人，主要是肱二头肌腱慢性炎症形成后，结节间沟发生退变引起肌腱断裂，一般症状不明显，功能无显著改变，可继续保守治疗。

【经筋导引解结术】

1.查灶探结
（1）体位选择：患者取坐位，术者立于患者后方。

（2）经筋查体：用拇指指腹压、揉、切、推患侧上臂部，探查上臂部筋结。

压：根据主诉在患侧上臂部用拇指由轻到重压局部皮肤，以查找筋结。

揉：找到筋结后，用拇指指腹压揉筋结局部，以探查筋结大小。

切：探完筋结大小，用拇指偏锋由外向内切推筋结，以查筋结活动度。

推：用拇指指腹沿经筋走行推筋结，以分筋理结。

经压、揉、切、推后，可在上臂部受累处触及压痛、筋结点。可在相应肌腱的起止点出现紧张、压痛或筋结点，上臂部前屈、后伸、内收、外展、旋内、旋外运动受限。

2. 渗药软结

做好操作前的解释工作，选取坐位，将介质均匀涂抹在相应部位，术者手持导引板，立板由外向内、由远及近均匀渗药约 5 分钟。

3. 导引解结

术者候气，气沉丹田，力从地起，传至腰腹，沉肩、悬肘、定腕、掌虚、指实、立板，腰背传肩，带动上肢，惯性发力，同侧卸力，由外到内、由远及近、由轻到重，多维解锁松解上臂部深层筋结，导出经筋深层瘀毒。一般导引10～15 次。

4. 固本消结

（1）导后艾灸：在上臂部局部予以艾灸，以活血化瘀止痛，每次 20 分钟。

（2）导后抻筋：术者双手分别托住患者上臂，均匀加力拉伸上臂部 5～10秒钟。

【注意事项】

1. 治疗期间，注意休息，避免打球等运动而致再次损伤，加重炎症。

2. 如肌腱断裂或肌腱滑脱，建议行外科手术，术后可配合筋针疗法，促进康复。

第三节　冈上肌肌腱炎

【概述】

冈上肌肌腱炎又称冈上肌综合征，指由于劳损或急性外伤，或感受风寒湿等邪气，使肌腱产生无菌性炎症，从而导致肌腱退行性改变，主要表现为疼痛、功能障碍，以上肢外展渐进性疼痛，出现疼痛弧为临床特征。好发于运动员、40岁以上体力劳动者、家庭主妇等。

冈上肌肌腱炎的主要病位在上肢肩峰处，主要与手阳明、足太阳经筋有关，手阳明、足太阳经筋分布的特点：手阳明经筋沿臂上行结于肩髃，其支者绕过肩胛；足太阳经筋从腋后外结于肩髃，其支者走入腋下。手阳明筋病则肩膀不举，不能左右转动脖颈；足太阳筋病则角弓反张、肩膀不举，不能左右摇晃头颅。

【病因病机】

本病多与慢性劳损、外伤、感受风寒湿邪等有关，急性肩部外伤可导致冈上肌肌腱经筋损坏，再加上长期肌腱反复劳累，肌腱退行性病变，此时如有风寒湿邪外侵，易致气机不利，经筋拘挛，筋结不通，不通则痛。

【临床表现】

以肩峰大结节处疼痛为主，并可向颈、肩和上肢放射。肩关节活动明显受限，尤其外展60°～120°时疼痛显著，大于或小于这一范围，肩关节活动无疼痛，不受限制。在冈上肌抵止部的大结节处常有压痛，并随肱骨头的旋转而移动，局部封闭治疗效果好。

X线检查：通常无明显改变，晚期易出现冈上肌肌腱钙化严重、骨质疏松。

【鉴别诊断】

1.肩关节周围炎
肩关节周围炎的疼痛弧不仅局限于肩关节外展60°～120°范围内，从开始活动到整个运动幅度内均有疼痛及局部压痛。

2.粘连性肩关节滑囊炎
刚开始活动时不痛或疼痛不明显，外展至70°以上出现疼痛，且疼痛随着外展弧度继续增大而增加。

3.肌腱断裂
肌腱断裂多由投掷运动等外伤引起，肩前方伴大结节近侧疼痛或肩峰下区域压痛，主动外展困难，患肢无法维持外展至水平位。

【经筋导引解结术】

1. 查灶探结

（1）体位选择：患者取坐位，术者立于患者患侧。

（2）经筋查体：用拇指指腹压、揉、切、推患侧肩外部和冈上窝区，探查肩部筋结。

压：根据主诉在患侧肩部用拇指由轻到重压局部皮肤，以查找筋结。

揉：找到筋结后，用拇指指腹压揉筋结局部，以探查筋结大小。

切：探完筋结大小，用拇指偏锋由外向内切推筋结，以查筋结活动度。

推：用拇指指腹沿经筋走行推筋结，以分筋理结。

经压、揉、切、推后，可在肩部受累肌肉处触及压痛、筋结点，受损肌肉常见于冈上肌、三角肌等。可在相应肌肉的起止点或肌腹出现紧张、压痛或筋结点，上臂外展活动受限。

2. 渗药软结

做好操作前的解释工作，选取坐位，将介质均匀涂抹在相应部位，术者手持导引板，立板由外向内、由远及近均匀渗药约 5 分钟。

3. 导引解结

术者候气，气沉丹田，力从地起，传至腰腹，沉肩、悬肘、定腕、掌虚、指实、立板，腰背传肩，带动上肢，惯性发力，同侧卸力，由外到内、由远及近、由轻到重，多维解锁松解肩部深层筋结，导出经筋深层瘀毒。一般导引 10～15 次。

4. 固本消结

（1）导后艾灸：在肩部局部予以艾灸，以活血化瘀止痛，每次 20 分钟。

（2）导后抻筋：术者一手轻压住患者肩膀，另一手托住患者患侧上肢，使肩关节被动外展，然后轻握住患者的手，向外缓缓均匀拉伸或向上稍拉伸 3 分钟。

【注意事项】

1. 多让肌肉休息或更换运动项目，运动时注意肩关节保暖，切勿汗出受寒。

2. 尽量避免长时间在电脑前维持同一个姿势工作。

3.饮食上多补充维生素 B 族，可适当多食胡萝卜、动物肝脏等。

第四节　肱骨外上髁炎

【概述】

肱骨外上髁炎，俗称"网球肘"，因打网球时经常反手挥拍击球、忽然外伤或肘部积累性劳损所致。以肘关节外侧前臂伸肌起点处肌腱无菌性炎症疼痛为主，此病常见于网球、羽毛球运动员或长期用力做肘部活动者。

肘部有手三阴经筋和手三阳经筋 6 条经筋经过，其分布的特点：手阳明、少阳、太阳经筋分布在肘部外侧，手太阴、手厥阴、手少阴经筋分布在肘部内侧。

其中，与本病关系较密切的经筋是手阳明经筋和手少阳经筋，手阳明经筋上结于肘外，手少阳经筋循臂结于肘，二者病则肘痛拘挛，屈伸不利。

【病因病机】

肘部由于长期慢性劳作或局部急性损伤，经筋受损，导致局部气血凝滞，或气机不畅，又加之风寒湿邪入侵，邪结经筋，气结津聚，久之筋病伤及骨而成骨痹。

【临床表现】

患病初期，患者自觉肘关节前外侧酸胀疼痛，用力活动可加重，其后疼痛逐渐加重，呈现持续性疼痛，严重时活动痛引向上或向下，甚至提重物时出现突然"失物"现象，少数患者在阴雨天时出现疼痛加重。一般在肱骨外上髁处有局限性压痛点，有时压痛可向下放散，甚至在伸肌肌腱上也有轻度压痛及活动痛。

X 线检查一般无明显异常，病久入骨者，肱骨外上髁附近出现钙化现象。腕伸肌紧张试验阳性：肘、腕、指屈曲，前臂被动旋前并逐渐伸直时，肱骨外上髁处出现疼痛。

【鉴别诊断】

神经根型颈椎病

主要表现为颈项强痛，上肢外侧疼痛，可放射至手臂，无局限性压痛，臂丛牵拉试验阳性。

【经筋导引解结术】

1. 查灶探结

（1）体位选择：患者取仰卧位，双臂自然放于身体两侧，术者立于患者手肘患侧（左手边或右手边）。

（2）经筋查体：用拇指指腹压、揉、切、推患侧肘部，探查肘部筋结。

压：根据主诉在患侧肘部位用拇指由轻到重压局部皮肤，以查找筋结。

揉：找到筋结后，用拇指指腹压揉筋结局部，以探查筋结大小。

切：探完筋结大小，用拇指偏锋由外向内切推筋结，以查筋结活动度。

推：用拇指指腹沿经筋走行推筋结，以分筋理结。

经压、揉、切、推后，可在肘部受累肌肉处触及压痛、筋结点，受损肌肉常见于肱三头肌、前臂肌等。可在相应肌肉的起止点或肌腹出现紧张、压痛或筋结点。

2. 渗药软结

做好操作前的解释工作，将介质均匀涂抹在相应部位，术者手持导引板，立板由外向内、由远及近均匀渗药约 5 分钟。

3. 导引解结

术者候气，气沉丹田，力从地起，传至腰腹，沉肩、悬肘、定腕、掌虚、指实、立板，腰背传肩，带动上肢，惯性发力，同侧卸力，由外到内、由远及近、由轻到重，松解肘部深层筋结，导出经筋深层瘀毒。一般导引 10～15 次。

4. 固本消结

（1）导后艾灸：在肘部局部予以艾灸，以活血化瘀止痛，每次 20 分钟。

（2）导后抻筋：患者取站立位，术者一手托住患者肘关节，另一手握住患者腕关节，在肘关节伸展方向轻压手腕向下，嘱患者肘关节弯曲到最大，保持住弯曲位置后继续往肘关节屈曲方向轻压，分别保持 5～10 秒钟。

【注意事项】

1. 运动或劳作时适当改变姿势，不宜保持一个运动姿势太长时间，劳作中不要经常冲冷水，避免受寒，尽量避免外伤。

2. 少食辛辣、油腻、煎炸等刺激性食物，可适当多食钙片及补钙的食物。

3. 若是网球肘晚期或顽固性网球肘，经过正规保守治疗半年至 1 年后，症状仍然严重、影响生活和工作者，可以考虑采取手术治疗。

第五节　肱骨内上髁炎

【概述】

肱骨内上髁炎是前臂肌肉在肱骨内上髁附着点上的慢性肌腱炎，最常累及的肌肉是旋前圆肌和桡侧腕屈肌，因此又称前臂屈肌总腱损伤或尺侧腕屈肌损伤。因好发于高尔夫球运动员，故俗称高尔夫球肘。

与本病有关的经筋主要为手太阳、手厥阴、手少阴经筋。一旦筋病则当所过者支痛转筋，活动受限。手太阳筋病则小指支，肘内锐骨后廉痛；手心主之筋病则当所过者支转筋；手少阴之筋病则当所过者支转筋，筋痛。

【病因病机】

中医认为，手三阴三阳经筋结聚肘部，经筋联属肌肉与肘关节而产生屈伸、旋转运动，肘部内侧为手太阳与手心主、手少阴经筋分布，该经筋由于长期反复劳作或局部急性损伤，经筋受损，导致气凝津聚；或卫气不布，复受风寒湿邪入侵，邪结经筋，气结津聚而成。病久气津凝滞，筋病及骨而成骨痹。

【临床表现】

该病大多表现为肘关节内侧疼痛，屈伸活动时诱发或加重疼痛，疼痛可向前臂放射。

检查：肱骨内上髁局限性压痛。前臂旋前拮抗试验阳性，即做对抗性前臂旋前时，可诱发肱骨内上髁肌腱附着处疼痛。主动用力伸指、伸腕的同时，前臂旋后也可诱发该处疼痛。

X线检查一般无明显异常，病久骨痹者，骨内上髁附近有钙化现象。

【鉴别诊断】

肱骨外上髁炎

表现为肘关节外侧局限性疼痛或持续性酸痛，尤其是前臂旋转、腕关节主动背伸时，疼痛更为明显。疼痛可放射至前臂、腕部或上臂。有的有夜间痛。握物无力，提暖壶倒水、扫地、拧衣等动作困难。压痛点局限于肱骨外上髁、环状韧带或肱桡关节间隙处。

【经筋导引解结术】

1. 查灶探结

（1）体位选择：患者取坐位，术者立于患者侧后方。

（2）经筋查体：用拇指指腹压、揉、切、推患侧手肘，探查手肘部筋结。

压：根据主诉在患侧手肘部用拇指由轻到重压局部皮肤，以查找筋结。

揉：找到筋结后，用拇指指腹压揉筋结局部，以探查筋结大小。

切：探完筋结大小，用拇指偏锋由外向内切推筋结，以查筋结活动度。

推：用拇指指腹沿经筋走行推筋结，以分筋理结。

经压、揉、切、推后，可在手肘部受累肌肉处触及压痛、筋结点，受损肌肉常见于旋前圆肌、桡侧腕屈肌等。可在相应肌肉的起止点或肌腹出现紧张、压痛或筋结点，手肘运动受限，以肘关节内侧疼痛、抗阻力旋前和屈腕疼痛加重。

2. 渗药软结

做好操作前的解释工作，选取坐位，将介质均匀涂抹在相应部位，术者手持导引板，立板由外向内、由远及近均匀渗药约5分钟。

3. 导引解结

术者候气，气沉丹田，力从地起，传至腰腹，沉肩、悬肘、定腕、掌虚、指实、立板，腰背传肩，带动上肢，惯性发力，同侧卸力，由外到内、由远及近、由轻到重，多维解锁松解肘部深层筋结，导出经筋深层瘀毒。一般导引10～15次。

4. 固本消结

（1）导后艾灸：在颈部局部予以艾灸，以活血化瘀止痛，每次 20 分钟。

（2）导后押筋：术者双手分别托住患者手肘和前臂，均匀加力伸手肘部 5～10 秒钟。

【注意事项】

1. 治疗期间应避免打球等前臂旋后的动作。

2. 每日主动操练屈肘、过伸等动作。

第六节　腕管综合征

【概述】

腕管综合征是正中神经在腕管内遭到挤压而引起的一种周围神经卡压综合征。主要表现为腕前部疼痛及手部麻木无力，常见于正中神经分布的拇指、示指、中指区域。

本病相关的经筋主要为手三阴经筋，病发则当所过者指麻转筋痛。

【病因病机】

中医认为，手腕为人体关节活跃之部，经筋联属肌肉与关节而产生运动。由于反复劳作或损伤手三阴经筋，经筋受损，导致气凝津聚；或卫气不足，复受风寒湿邪入侵，邪结经筋，气结津聚，津聚则肿，卡压筋脉而成。

【临床表现】

病变初期，仅在夜间或用手劳作后出现手指麻木，手指运动无明显受限，少数在做精细动作时不够灵活；其后手指麻木逐渐加重，甚至刺痛，以第 3、4 指为主，影响用手工作，有时疼痛牵引前臂、肩部，夜间痛甚影响睡眠。

检查：屈腕试验阳性。屈腕加压正中神经 1～2 分钟，手指麻木感加重，疼痛放射至中、食指；用手指叩击腕掌侧，中指麻木为阳性，检查时两侧对比，有利于明确诊断。

【鉴别诊断】

颈椎病

神经根型颈椎病临床可见手指麻木症状，其伴有颈项肩臂酸痛，臂丛牵拉试验阳性，而屈腕试验阴性，颈椎 X 线有助于诊断。

【经筋导引解结术】

1. 查灶探结

（1）体位选择：患者取坐位，术者立于患者患侧方。

（2）经筋查体：用拇指指腹压、揉、切、推患侧手腕部位，探查手腕部筋结。

压：根据主诉在患侧手腕部用拇指由轻到重压局部皮肤，以查找筋结。

揉：找到筋结后，用拇指指腹压揉筋结局部，以探查筋结大小。

切：探完筋结大小，用拇指偏锋由外向内切推筋结，以查筋结活动度。

推：用拇指指腹沿经筋走行推筋结，以分筋理结。

经压、揉、切、推后，可在手腕部受累肌肉处触及压痛、筋结点，受损肌肉常见于大鱼际部肌肉等。可在相应肌肉的起止点或肌腹出现紧张、压痛或筋结点。

2. 渗药软结

做好操作前的解释工作，选取坐位，将介质均匀涂抹在相应部位，术者手持导引板，立板由外向内、由远及近均匀渗药约 5 分钟。

3. 导引解结

术者候气，气沉丹田，力从地起，传至腰腹，沉肩、悬肘、定腕、掌虚、指实、立板，腰背传肩，带动上肢，惯性发力，同侧卸力，由外到内、由远及近、由轻到重，多维解锁松解手腕部深层筋结，导出经筋深层瘀毒。一般导引 10~15 次。

4. 固本消结

（1）导后艾灸：在腕部局部予以艾灸，以活血化瘀止痛，每次 20 分钟。

（2）导后抻筋：术者双手分别托住患者手掌和前臂，均匀加力拉伸手腕部 5~10 秒钟。

【注意事项】

1. 注意休息，避免用腕过度。
2. 可用护腕制动固定腕部，帮助休息。

第七节 指屈肌腱腱鞘炎

【概述】

指屈肌腱腱鞘炎又称"弹响指""扳机指"。好发于拇指，亦有单发于食指和中指者，少数患者为多个手指同时发病。在中医学中属"筋痹""筋伤""痹证"的范畴。

上肢部有手太阴经筋、手厥阴经筋、手少阴经筋、手阳明经筋、手少阳经筋、手太阳经筋6条经筋循行分布，其分布的特点：上肢部内侧由桡侧至尺侧依次是手太阴经筋、手厥阴经筋、手少阴经筋；外侧由桡侧至尺侧为手阳明经筋、手少阳经筋、手太阳经筋。

其中，与本病关系较密切的经筋有与本病有关的经筋主要涉及手三阴经筋，其筋病则"当所过者支痛及转筋"。

【病因病机】

指屈肌腱腱鞘是掌骨颈和掌指关节掌侧的浅沟与鞘状韧带组成的骨性纤维管，拇长屈肌腱和指深、浅屈肌腱分别从相应的管内通过，进入拇指和各个手指。当局部劳作过度，积劳伤筋，或受寒凉，气血凝滞，气血不能濡养经筋则发病。病变多发生在掌骨头、颈相对应的指屈肌腱纤维鞘起始处。手指频繁的伸屈活动，使屈肌腱与骨性纤维管反复摩擦、挤压；长期用力握持硬物，使骨性纤维管受硬物与掌骨头的挤压，致骨性纤维管发生局部充血、水肿，继之纤维管变性，使管腔狭窄，指屈肌肌腱在狭窄的管腔内受压而变细，两端膨大呈葫芦状。屈指时，膨大的肌腱部分通过腱鞘狭口受到阻碍，使屈伸活动受限，勉强用力伸屈患指或被动伸屈时，便出现扳机样的弹跳动作，并伴有弹响声。

本病属本虚标实证，本虚即局部长期劳损、津血耗伤，标实即外感风寒湿邪、气滞血瘀。

【临床表现】

手指屈肌腱腱鞘炎一般临床表现为屈伸关节时，手掌侧的掌指关节出现肿胀和疼痛，活动时出现弹响声，严重者出现活动障碍。而急性感染性手指屈肌腱腱鞘炎的患者，手掌及手指会出现红、肿、热、痛的症状。

检查：在病变的相应掌指关节处，能触及米粒状的结节，且有压痛，嘱患者屈伸手指时有弹响，严重者手指不能自行屈伸，需帮助方能伸直或屈曲。

【鉴别诊断】

腱鞘囊肿

发生于关节腱鞘内的囊性肿物，多发于腕背和足背部。多见于青壮年，女性多见。起病缓慢，发病部位可见圆形肿块，有轻微酸痛感，严重时会给患者造成运动功能障碍。而手指屈肌腱腱鞘炎起病为中老年女性，发病较缓慢，关节出现红、肿、热、痛、弹响声、活动障碍等症状，通过组织病理结果可以确诊。

【经筋导引解结术】

1.查灶探结

（1）体位选择：患者取坐位，术者立于患者前方。

（2）经筋查体：用拇指指腹压、揉、切、推患侧手部，探查手部筋结。

压：根据主诉在患侧手部用拇指由轻到重压局部皮肤，以查找筋结。

揉：找到筋结后，用拇指指腹压揉筋结局部，以探查筋结大小。

切：探完筋结大小，用拇指偏锋由外向内切推筋结，以查筋结活动度。

推：用拇指指腹沿经筋走行推筋结，以分筋理结。

经压、揉、切、推后，可在手部受累肌肉处触及压痛、筋结点，受损肌肉常见于指浅屈肌、指深屈肌等。可在相应肌肉的起止点或肌腹出现紧张、压痛或筋结点，手指屈曲运动受限。

2.渗药软结

做好操作前的解释工作，选取坐位，将介质均匀涂抹在相应部位，术者手持导引板，立板由外向内、由远及近均匀渗药约 5 分钟。

3. 导引解结

术者候气，气沉丹田，力从地起，传至腰腹，沉肩、悬肘、定腕、掌虚、指实、立板，腰背传肩，带动上肢，惯性发力，同侧卸力，由外到内、由远及近、由轻到重，多维解锁松解手部深层筋结，导出经筋深层瘀毒。一般导引 10～15 次。

4. 固本消结

（1）导后艾灸：在腕部局部予以艾灸，以活血化瘀止痛，每次 20 分钟。

（2）导后抻筋：术者双手分别固定住患者手指和肘部，均匀加力拉伸 5～10 秒钟。

【注意事项】

患者平时做手部动作要缓慢，避免劳累，少用凉水，以减少局部刺激。发病时间短、疼痛严重的患者更要充分休息，有助于损伤筋腱的恢复。

第八节　腱鞘囊肿

【概述】

腱鞘囊肿是发生在关节或腱鞘内的囊性肿物，内含有无色透明或微呈白色、淡黄色的浓稠胶冻状黏液。古称"腕筋结""腕筋瘤""筋聚""筋结"等。任何年龄均可发病，以青壮年和中年多见，女性多于男性。

上肢部有手太阴经筋、手厥阴经筋、手少阴经筋、手阳明经筋、手少阳经筋、手太阳经筋 6 条经筋循行分布，其分布特点：上肢部内侧由桡侧至尺侧依次是手太阴经筋、手厥阴经筋、手少阴经筋；外侧由桡侧至尺侧为手阳明经筋、手少阳经筋、手太阳经筋。

其中，与本病关系较密切的经筋主要涉及手三阳经筋有关，也涉及足三阳、足三阴经筋，一旦筋病则筋结、筋痛，或胭挛等。

【病因病机】

本病多为劳损所致。形成囊肿的原因与关节囊、韧带、腱鞘中的结缔组织营养不良，发生退行性变有关。腱鞘囊肿与关节囊或腱鞘密切相连，但并不一定与关节腔或腱鞘的滑膜腔相通。囊壁外层由致密纤维组织构成，内层为光滑之白色膜遮盖，囊腔多为单房，但也有多房者，囊内为无色透明胶冻样黏液。

基本病机为经筋劳伤，气津凝滞。

【临床表现】

主症：腕背部或足背部出现半球形囊性肿物，高出皮肤，触之有弹性或质地坚韧，边界清楚，活动度好，无明显自觉症状，压之稍有酸痛感，关节功能不受限或轻度受限。根据腱鞘囊肿所在部位，可辨属何条经筋病。

检查：可触及外形光滑、边界清楚的圆形包块囊肿，多坚韧，少数柔软，均有囊性感。囊肿表面皮肤无粘连、可推动，但根基固定不能活动，B超检查可帮助确定肿块的性质。囊肿大小一般与病情轻重无关而与质感有关，囊壁柔软者轻，坚硬如石者重。

【鉴别诊断】

1. 腕管综合征

腕管综合征患者的常见症状是拇指、食指、中指和无名指桡侧半感觉异常或麻木，很多患者有夜间麻醒的经历，有的患者会有大鱼际肌肉萎缩和拇指对掌无力。主要诊断依据是正中神经分布区的麻木不适。

2. 腱鞘巨细胞瘤

腱鞘巨细胞瘤表现为关节附近出现无痛肿块，与腱鞘囊肿的症状相似，可通过影像学的方法进行鉴别。

3. 滑膜肉瘤

滑膜肉瘤是一种恶性肿瘤，属于软组织瘤，通常发生在四肢和躯干的关节周围，一般采用X线或者核磁等影像学检查来鉴别两种疾病。

【经筋导引解结术】

1.查灶探结

（1）体位选择：患者取坐位，术者立于患者前方。

（2）经筋查体：用拇指指腹压、揉、切、推患侧关节，探查关节部筋结。

压：根据主诉在患侧部位用拇指由轻到重压局部皮肤，以查找筋结。

揉：找到筋结后，用拇指指腹压揉筋结局部，以探查筋结大小。

切：探完筋结大小，用拇指偏锋由外向内切推筋结，以查筋结活动度。

推：用拇指指腹沿经筋走行推筋结，以分筋理结。

经压、揉、切、推后，可在手部触及压痛、筋结点，受损部位常见于手背、腕背、足背部等伸肌腱腱鞘处。

2.渗药软结

做好操作前的解释工作，选取坐位，将介质均匀涂抹在相应部位，术者手持导引板，立板由外向内、由远及近均匀渗药约5分钟。

3.导引解结

术者候气，气沉丹田，力从地起，传至腰腹，沉肩、悬肘、定腕、掌虚、指实、立板，腰背传肩，带动上肢，惯性发力，同侧卸力，由外到内、由远及近、由轻到重，多维解锁松解关节部深层筋结，导出经筋深层瘀毒。一般导引10～15次。

4.固本消结

（1）导后艾灸：在关节局部予以艾灸，以活血化瘀止痛，每次20分钟。

（2）导后抻筋：术者双手分别固定住患者关节，均匀加力拉伸5～10秒钟。

【注意事项】

1.囊壁挤破后，在患部放置半弧形压片（如纽扣等），适当加压保持1～2周，以使囊壁间紧密接触，形成粘连，避免复发。

2.患部的活动应掌握适当，避免使用不适当的按摩手法，以免增加滑液渗出，使囊肿增大。

第十二章　腰骶部病症

第一节　慢性腰肌劳损

【概述】

　　慢性腰肌劳损是指腰部软组织受到慢性损害所引起的以腰痛为主症的疾病。本病多见于中青年，与某些职业有关。临床表现为反复发作性腰痛，少数患者可牵引下肢，疼痛时重时轻，病程迁延日久。

　　腰部主要与足阴筋、足阳筋有关，其分布的特点：足太阳经筋与足少阴经筋分布于腰椎表里内外，前者联系下肢后外侧，后者联系下肢内侧足阳明经筋与足少阳经筋布居腰椎上下，前者循胁属脊柱上，联系下肢前外侧，后者结于尻居下，联系下肢外前侧；足三阴经筋均循阴股，结聚阴器。足太阴经筋，上腹结脐，循腹里结聚胸胁，内着于脊；足少阴经筋，循脊内挟膂足厥阴经筋，络诸筋。

　　与本病关系较密切的经筋有足三阳、足三阴之筋。足太阳筋病则腰痛牵扯项背及下肢后侧，如"腘挛，脊反折，项筋急"；足少阳筋病则腰骶痛牵引胸胁与下肢前外侧，而"腘筋急，前引髀，后引尻，即上乘䏚季胁痛上引缺盆、膺乳"等。足阳明筋病则腰腹痛牵引下肢前面，而"伏兔转筋，髀前肿，㿉疝，腹筋急"；足三阴筋病则腰臀痛牵扯大腿内侧，而"所过而结者皆痛及转筋""内辅痛，阴股痛转筋""膝内辅骨痛，阴股引髀而痛"，其中足少阴之筋"在外者不能俯，在内者不能仰。故阳病者腰反折不能俯，阴病者不能仰"，足太阴筋病"引脐两胁痛，引膺中脊内痛"等。

【病因病机】

　　引起慢性腰肌劳损的病因较多，而主要原因是劳逸过度的积累性损伤，其次是急性外伤迁延、风寒湿邪侵袭、先天性畸形以及素有体虚等。

1.积累性损伤，多由于腰部肌肉疲劳过度，如长时间的弯腰工作，或由于习惯性姿势不良，或由于长时间处于某一固定体位，致使肌肉、筋膜及韧带持续牵拉，肌肉内的压力增加，血供受阻，肌纤维在收缩时消耗的能源得不到补充，产生大量乳酸，加之代谢产物得不到及时清除，积聚过多，而引起炎症、粘连。如此反复，日久即可导致组织变性、增厚及挛缩，并刺激相应的神经而引起慢性腰痛。

2.急性损伤之后失治或误治，或反复多次损伤，致使受伤的腰肌筋膜不能完全修复，因慢性无菌性炎症，受损的肌纤维变性或瘢痕化，可刺激或压迫神经末梢而引起慢性腰痛。

3.风寒湿邪侵袭可妨碍局部气血运行，促使和加速腰骶部肌肉、筋膜和韧带紧张痉挛而变性，从而引起慢性腰痛。

4.先天性畸形，如骶椎隐裂，使部分肌肉和韧带失去附着点，从而减弱了腰骶关节的稳定性，一侧腰椎骶化或骶椎腰化，两侧腰椎间小关节不对称使两侧腰骶肌运动不一致，造成部分腰背肌代偿性劳损。

5.素有体虚，或久病，或发育不良，缺乏运动锻炼，腰背肌力薄弱，不胜劳累，腰部稍长时间的活动顿感腰酸背痛，或长期处于某一姿势而缺乏运动，造成腰肌静力性损伤而腰痛。

腰骶部主要为督脉以及足太阳膀胱经两侧线所循行部位，当平素体虚，年老肾气不足，劳累过度，或外感风、寒、湿邪，凝滞肌肉、筋脉，以致气血不和，肌肉筋膜拘挛，经络阻滞而致慢性腰痛。

【分型及临床表现】

1.腰部疼痛

表现为长期反复发作的腰背部疼痛，呈钝性胀痛或酸痛不适，时轻时重，迁延难愈。休息、适当活动或经常改变体位姿势可使症状减轻。劳累、阴雨天气、受风寒湿影响则症状加重。

2.腰部活动

腰部活动基本正常，一般无明显障碍，但有时有牵掣不适感。不耐久坐久站，不能胜任弯腰工作。弯腰稍久，便直腰困难。常喜双手捶击，以减轻疼痛。

3.急性发作时

诸症明显加重，可有明显的肌痉挛，甚至出现腰脊柱侧弯、下肢牵掣作痛等症状。

【鉴别诊断】

1. 增生性脊柱炎

增生性脊柱炎的腰痛主要表现为休息痛，即夜间、清晨腰痛明显，而起床活动后腰痛减轻。脊柱可有叩击痛。X 线检查可见腰椎骨钙质沉着和椎体边缘增生骨赘。

2. 陈旧性腰椎骨折

陈旧性腰椎骨折有外伤史，不同程度的腰部功能障碍。X 线检查可发现椎体压缩或附近骨折。

3. 腰椎结核

腰椎结核有低热、盗汗、消瘦等全身症状。血沉加快，X 线检查可发现腰椎骨质破坏或椎旁脓肿。

4. 腰椎间盘突出症

腰椎间盘突出症有典型的腰腿痛并伴下肢放射痛、腰部活动受限、脊柱侧弯，直腿抬高试验阳性、挺腹试验阳性、腱反射异常和皮肤感觉障碍等神经根受压表现。可做腰椎 CT 或 MRI 检查助诊。

【经筋导引解结术】

1. 查灶探结

（1）体位选择：患者取俯卧位，术者立于患者一侧。

（2）经筋查体：用拇指指腹压、揉、切、推患侧腰部，探查腰部筋结。

压：根据主诉在患侧腰部用拇指由轻到重压局部皮肤，以查找筋结。

揉：找到筋结后，用拇指指腹压揉筋结局部，以探查筋结大小。

切：探完筋结大小，用拇指偏锋由外向内切推筋结，以查筋结活动度。

推：用拇指指腹沿经筋走行推筋结，以分筋理结。

经压、揉、切、推后，可在腰部受累肌肉处触及压痛、筋结点，受损肌肉常见于背阔肌、斜方肌等。可在相应肌肉的起止点或肌腹出现紧张、压痛或筋结点，腰部俯仰、转侧运动受限，以前俯、健侧旋转受限为主。

2. 渗药软结

做好操作前的解释工作，选取坐位，将介质均匀涂抹在相应部位，术者手持导引板，立板由外向内、由远及近均匀渗药约 5 分钟。

3.导引解结

术者候气，气沉丹田，力从地起，传至腰腹，沉肩、悬肘、定腕、掌虚、指实、立板，腰背传肩，带动上肢，惯性发力，同侧卸力，由外到内、由远及近、由轻到重，多维解锁松解腰部深层筋结，导出经筋深层瘀毒。一般导引10～15次。

4.固本消结

（1）导后艾灸：在腰部局部予以艾灸，以活血化瘀止痛，每次20分钟。

（2）导后抻筋：患者取俯卧位，术者站于患者一侧，一手推压患侧肩部，一手按住患侧髋关节，双手反方向同时拉伸腰部肌肉。

【注意事项】

1.嘱患者治疗后避风寒，服温水。

2.保持良好的姿势，注意纠正习惯性姿势不良，维持脊柱正常的生理弧度。

3.本病病程长，缠绵难愈，疗效缓慢，患者应积极、耐心地配合医者治疗。

4.注意劳逸结合，避免感受外邪，注意节制房事，对平素体虚、肾气亏虚者，配合用补益肝肾的中药治疗。

第二节　急性腰扭伤

【概述】

腰臀部是人体黄金分割区，也是人体活动的主要枢纽，常因劳作不慎而扭伤，其损伤可涉及筋膜、肌肉、韧带、肌腱与关节（腰椎间关节突关节、腰骶关节与骶髂关节）等。好发于青壮年，以男性多见。

腰部主要与足阴筋、足阳筋有关，其分布的特点：足太阳经筋与足少阴经筋分布于腰椎表里内外，前者联系下肢后外侧，后者联系下肢内侧；足阳明经筋与足少阳经筋布居腰椎上下，前者循胁属脊柱上，联系下肢前外侧，后者结于尻居下，联系下肢外前侧；足太阴经筋内着于脊。

与本病关系较密切的经筋有足太阳经筋与足少阴经筋。足太阳筋病则脊反折，牵引"腘挛""跟肿痛"；足少阴筋病则腰脊"皆痛及转筋""足下转筋"，故二者"在外者不能俯，在内者不能仰。故阳病者腰反折不能俯，阴病者不能仰"。

【病因病机】

急性腰扭伤多因突然遭受外来间接暴力所致，致伤的原因很多，常与劳动强度、配合不当、跌仆、闪挫、准备不足，甚至气候、季节有关。常见因素如下。

1. 腰部用力姿势不当，如在膝部伸直弯腰提取重物时，重心距离躯干中轴较远，因杠杆作用，增加了肌肉的承受力，容易引起腰部肌肉的急性扭伤。

2. 行走失足，行走在不平坦的道路上，或下楼梯时不慎滑倒，腰部前屈，下肢处于伸直位时，易造成腰肌筋膜的扭伤或撕裂。

3. 动作失调，两人搬抬重物，动作失于协调，身体失去平衡，重心突然偏移，或失去控制，致使腰部在肌肉无准备的情况下，骤然强力收缩，引起急性腰扭伤。

4. 对客观情况估计不足，思想准备不够，如倒水、弯腰、猛起，甚至打喷嚏等无防备的情况下，也可发生"闪腰""岔气"等。

腰脊为督脉和足太阳经脉所过，经筋所循，络结汇聚，脏腑之维系，运动之枢纽。凡跌仆、闪挫、扭旋撞击，伤及腰脊，筋络受损，或筋节劳损，气滞血瘀，筋拘节错，致使疼痛剧烈，活动牵掣，发为本病。

【临床表现】

患者伤后立即出现腰部疼痛，呈持续性剧痛，次日可因局部出血、肿胀、腰痛更为严重；也有的只是轻微扭转一下腰部，当时并无明显痛感，但休息后次日感到腰部疼痛。腰部活动受限，不能挺直，俯、仰、扭转感困难，咳嗽、喷嚏、大小便时可使疼痛加剧。站立时往往用手扶住腰部，坐位时用双手撑于椅子，以减轻疼痛。

腰肌扭伤后一侧或两侧当即发生疼痛；有时可在受伤后半天或隔夜才出现疼痛、腰部活动受阻，静止时疼痛稍轻、活动或咳嗽时疼痛较甚。检查时局部肌肉紧张、压痛及牵引痛明显，但无瘀血现象。

【鉴别诊断】

1. 腰肌扭伤

腰部肌肉在脊柱各节段中最为强大，其主要作用在于维持身体的姿势。坐位或立位时，腰背部肌肉无时不在收缩，以抵抗重力作用于头、脊柱、肋骨、骨盆，不仅控制前屈时身体向下传达的重力，且能恢复直立姿势。除侧方的肌群外，骶棘肌最易受累而引起损伤。其好发部位以骶骨附着点处最常见，其次为棘突旁或横突上的腱膜附着处，而位于肌腹中部的撕裂则较少见。

2. 棘上韧带损伤

棘上韧带是附着在各椎骨棘突上的索状纤维组织，表面与皮肤相连，起保持躯干直立姿势，以及限制脊柱过度前屈的作用。腰部棘上韧带较强大，但在腰 5～骶 1 处常缺如或较为薄弱，而腰部活动范围较大，故也易造成损伤。

3. 棘间韧带损伤

棘间韧带位于相邻的两个棘突之间，位于棘上韧带的深部，其腹侧与黄韧带相连，背侧与脊肌的筋膜和棘上韧带融合在一起，形成脊柱活动的强大约束。腰部屈伸动作使棘突分开和挤压，棘间韧带的纤维之间相互摩擦，日久可引起变性。在此基础上，加之外伤因素，棘间韧带可发生断裂或松弛。

4. 腰椎小关节紊乱

每节腰椎均有三个关节，即 2 个后滑膜关节和 1 个前椎间盘关节。相邻椎体上下关节突的关节面相吻合，构成关节突关节，周围被一层薄而坚的关节囊所包裹，可从事屈伸和旋转运动，起着稳定脊柱和防止椎体滑移的作用。当腰部突然过度前屈并向一侧旋转时，可使关节突关节间隙变大，滑膜进入关节间隙，直腰时将滑膜嵌住，发生急性腰痛。

5. 腰骶关节损伤

人体上半身重量依靠腰骶间的椎间盘和小关节支撑在下半身上，腰骶部是整个脊柱中负重最大的部分。当脊柱发生屈曲、后伸和旋转运动时，都作用于关节突关节上，而关节有关节囊、韧带相连，允许一定的活动，但在过伸时遭到牵拉伤、撕裂伤和半脱位，导致腰骶关节损伤。另外，腰骶部的异常结构如隐性脊柱裂、腰椎骶化也是诱发因素。

【经筋导引解结术】

1. 查灶探结

（1）体位选择：患者取俯卧位，术者立于患者一侧．

（2）经筋查体：用拇指指腹压、揉、切、推患侧腰部，探查腰部筋结。

压：根据主诉在患侧腰部用拇指由轻到重压局部皮肤，以查找筋结。

揉：找到筋结后，用拇指指腹压揉筋结局部，以探查筋结大小。

切：探完筋结大小，用拇指偏锋由外向内切推筋结，以查筋结活动度。

推：用拇指指腹沿经筋走行推筋结，以分筋理结。

经压、揉、切、推后，可在腰部受累肌肉处触及压痛、筋结点，受损肌肉常见于背阔肌、斜方肌等。可在相应肌肉的起止点或肌腹出现紧张、压痛或筋结点，腰部俯仰、转侧运动受限，以前俯、健侧旋转受限为主。

2.渗药软结

做好操作前的解释工作，选取坐位，将介质均匀涂抹在相应部位，术者手持导引板，立板由外向内、由远及近均匀渗药约5分钟。

3.导引解结

术者候气，气沉丹田，力从地起，传至腰腹，沉肩、悬肘、定腕、掌虚、指实、立板，腰背传肩，带动上肢，惯性发力，同侧卸力，由外到内、由远及近、由轻到重，多维解锁松解腰部深层筋结，导出经筋深层瘀毒。一般导引10～15次。

4.固本消结

（1）导后艾灸：在腰部局部予以艾灸，以活血化瘀止痛，每次20分钟。

（2）导后抻筋：患者取俯卧位，术者站于患者一侧，一手推压患侧肩部，一手按住患侧髋关节，双手反方向同时拉伸腰部肌肉。

【注意事项】

1.嘱患者灸疗后避风寒，饮温水。

2.急性腰扭伤应积极治疗，治疗要及时、彻底，防止转为慢性劳损。

3.治疗期间，应减少腰部活动，卧硬板床，以利于损伤组织的恢复。

4.注意腰部保暖，必要时可用腰围加以保护。缓解期应加强腰背肌功能锻炼，有助于巩固疗效。

第三节　腰臀部筋膜炎

【概述】

腰臀部筋膜炎又称腰肌纤维组织炎或肌肉风湿病。好发于腰背部、骶髂部和髂嵴部。本病一般无外伤史，表现为腰部皮肤麻木、疼痛呈酸胀感，与天气变化有关，每逢阴雨天加重，局部畏寒，受凉后腰痛加重，得温缓解，有时疼痛部位走窜不定。

腰臀部有足三阳筋循行分布，即足太阳经筋、足少阳经筋和足阳明经筋，其分布的特点：由后正中线向两侧分布于腰臀部的有足太阳经筋、足少阳经筋以及足阳明经筋。

其中，足三阳经筋均与本病关系密切。足太阳筋病则腰臀痛牵扯下肢后侧，出现腘窝挛急、脊背反张；足少阳筋病则骶臀痛牵引下肢前外侧腘窝中的经筋拘急，向前牵引髀部，向后牵引尻部；足阳明筋病则腰臀痛牵引下肢前面，引起伏兔部转筋、大腿前部发肿等病症。

【病因病机】

本病病因较复杂，大多认为因风寒湿邪侵袭人体所致。如久居潮湿之地、涉水冒雨、气候冷热交错，造成人体腠理开阖不利，卫外不固，风寒湿邪乘虚而入，袭入腰部经络，留于筋膜，局部气血痹阻而为痹痛。

【临床表现】

一般无外伤史。腰部皮肤麻木、疼痛呈酸胀感，与天气变化有关，每逢阴雨天加重。局部畏寒，受凉后腰痛加重，得温缓解。有时疼痛部位走窜不定。

检查：腰部无畸形，腰肌轻度萎缩。压痛点较多，重压有酸重感，臀部压痛点可反射到坐骨神经区域，有时可触及肌肉和筋膜内有条索或结节状物。腰部功能活动范围多属正常，直腿抬高试验小于70°。

X线检查：多无异常表现。

【鉴别诊断】

1. 腰椎间盘突出症

腰椎间盘突出症表现为腰痛牵引一侧臀腿疼痛，一般腰肌紧张、腰椎侧弯，X线检查有助于诊断。用普鲁卡因做压痛点局部封闭后疼痛减轻或消失者，表示腰臀部肌筋膜炎为原发病变。若腰臀部疼痛减轻或消失而腿痛无改变者则为神经根病变所致，常为腰椎间盘突出症的症状之一。

2.腰肌劳损

腰肌劳损一般有慢性劳损史，病程较久，腰背部酸痛反复发作，表现为持续性隐痛或酸痛，程度较轻，久坐久立，尤其是维持稍久弯腰姿势即诱发疼痛，卧床休息后即可缓解，痛点明确而固定，少数可向臀部及下肢放射。腰部肌肉紧张大多能触及明显的压痛点，腰部活动受限，X线检查无异常。

【经筋导引解结术】

1.查灶探结

（1）体位选择：患者取俯卧位，术者立于患者侧方。

（2）经筋查体：用拇指指腹压、揉、切、推患侧腰臀，探查腰臀部筋结。

压：根据主诉在患侧腰臀部用拇指由轻到重压局部皮肤，以查找筋结。

揉：找到筋结后，用拇指指腹压揉筋结局部，以探查筋结大小。

切：探完筋结大小，用拇指偏锋由外向内切推筋结，以查筋结活动度。

推：用拇指指腹沿经筋走行推筋结，以分筋理结。

经压、揉、切、推后，可在腰臀部受累肌肉处触及压痛、筋结点，受损肌肉常见于腰方肌、腰大肌、臀大肌等。可在相应肌肉的起止点或肌腹出现紧张、压痛或筋结点。

2.渗药软结

做好操作前的解释工作，选取坐位，将介质均匀涂抹在相应部位，术者手持导引板，立板由外向内、由远及近均匀渗药约5分钟。

3.导引解结

术者候气，气沉丹田，力从地起，传至腰腹，沉肩、悬肘、定腕、掌虚、指实、立板，腰背传肩，带动上肢，惯性发力，同侧卸力，由外到内、由上及下、由轻到重，多维解锁松解腰臀部深层筋结，导出经筋深层瘀毒。一般导引10～15次。

4.固本消结

（1）导后艾灸：在腰臀部局部予以艾灸，以活血化瘀止痛，每次20分钟。

（2）导后抻筋：患者取仰卧位，双手抓住头部床沿，术者双手固定患者足踝，向下均匀施力对抗牵拉5～10秒钟。

【注意事项】

1.治疗期间注意保暖、避风寒。

2.缓解期应加强腰背肌功能锻炼，可做三点、五点支撑，飞燕点水等，有助于巩固疗效。

第四节　梨状肌综合征

【概述】

因梨状肌发生损伤、痉挛、变性等导致梨状肌下孔狭窄，使通过该孔的坐骨神经和其他骶丛神经及臀部血管遭到牵拉、压迫或刺激，出现臀、腿痛为主要表现的疾病称为梨状肌综合征，又称梨状肌损伤或梨状孔狭窄综合征。它是引起干性坐骨神经痛的原因之一，是常见腰腿痛病证之一。

臀部主要与三条足阳筋有关，主要是足太阳经筋、足少阳经筋以及足阳明经筋。其分布的特点：足太阳经筋分布于腰臀部，联系下肢后外侧；足少阳经筋分布于臀骶部，联系下肢外前侧；足阳明经筋分布于腹及下肢前外侧。

其中，足三阳之经筋均与本病关系较密切。足太阳筋病则臀痛，牵引下肢后侧，产生腘窝挛急、足跟肿痛等病痛；足阳明筋病则臀痛牵引下肢前面而出现大腿前侧肿胀、伏兔处筋急；足少阳筋病则臀胀痛牵引下肢外侧而出现腘部的经筋拘急，向前牵引髀部，向后牵引尻部；膝外侧转筋，膝部不能随意屈伸等症状。

【病因病机】

多由间接暴力所致，如闪、扭、跨越、反复下蹲等动作及慢性劳损，致使卫气受损；或因风寒湿邪侵袭，或跌仆闪挫而致瘀血阻滞，或先天不足，肝肾亏虚而致经脉痹阻不通，经脉失养，局部肌筋气血痹阻而发为痹痛。

【临床表现】

大多数患者有过度旋转、外展大腿的病史，有些患者有夜间受凉病史。疼痛多发生于一侧臀腿部，呈"刀割样"或"烧灼样"，大、小便或大声咳嗽等引起腹内压增高时可使疼痛加剧。偶有会阴部不适、小腿外侧麻木。有时需要两膝跪卧，夜不能眠，略跛行，呈保护性身体半屈体位。

检查：腰部一般无压痛点，患侧臀肌可有轻度萎缩。梨状肌部位可触及条索状肌束或痉挛的肌肉。局部肌紧张者深压痛明显，并可出现反射痛、梨状肌紧张试验阳性。直腿抬高 60° 以内疼痛加重，超过 60° 疼痛反而减轻。

X 线检查多无异常。

【鉴别诊断】

腰椎间盘突出症

腰痛牵引一侧臀腿疼痛，一般伴腰肌紧张、腰椎侧弯，X 线检查有助于诊断。直腿抬高试验、加强试验均阳性。二者均有坐骨神经痛的症状，但腰椎间盘突出症是根性痛，而梨状肌综合征是干性痛。

【经筋导引解结术】

1. 查灶探结

（1）体位选择：患者取俯卧位，术者立于患者侧方。

（2）经筋查体：用拇指指腹压、揉、切、推患侧臀部，探查臀部筋结。

压：根据主诉在患侧臀部用拇指由轻到重压局部皮肤，以查找筋结。

揉：找到筋结后，用拇指指腹压揉筋结局部，以探查筋结大小。

切：探完筋结大小，用拇指偏锋由外向内切推筋结，以查筋结活动度。

推：用拇指指腹沿经筋走行推筋结，以分筋理结。

经压、揉、切、推后，可在臀部受累肌肉处触及压痛、筋结点，受损肌肉常见于臀大肌、梨状肌等。可在相应肌肉的起止点或肌腹出现紧张、压痛或筋结点。

2. 渗药软结

做好操作前的解释工作，选取坐位，将介质均匀涂抹在相应部位，术者手持导引板，立板由外向内、由远及近均匀渗药约 5 分钟。

3. 导引解结

术者候气，气沉丹田，力从地起，传至腰腹，沉肩、悬肘、定腕、掌虚、指实、立板，腰背传肩，带动上肢，惯性发力，同侧卸力，由外到内、由上及下、由轻到重，多维解锁松解臀部深层筋结，导出经筋深层瘀毒。一般导引10～15次。

4.固本消结

（1）导后艾灸：在局部予以艾灸，以活血化瘀止痛，每次20分钟。

（2）导后抻筋：助手固定患者髂腰部，术者双手固定患者足踝，施加向下牵拉力，进行对抗牵拉5～10秒钟。

【注意事项】

1.急性期疼痛严重者应卧床休息，将伤肢保持在外旋、外展位，避免髋关节的旋转动作，使梨状肌处于松弛状态。

2.缓解期应加强髋关节及腰部活动和功能锻炼，以减少肌肉萎缩，促进血液循环。

第五节　第3腰椎横突综合征

【概述】

第3腰椎横突综合征，又称第3腰椎横突周围炎、第3腰椎横突滑囊炎，是指第3腰椎横突上附着的肌肉、肌腱、韧带、筋膜等软组织的急、慢性损伤，导致横突处充血水肿、粘连、变性及增厚等，刺激腰脊神经而引起腰臀部疼痛的症候群。以一侧发病较多，也可两侧同时发病。本病以青壮年体力劳动者多见，男性多于女性。本病属中医"腰痛"范畴。

腰部有足太阳经筋、足阳明经筋、足少阳经筋、足太阴经筋、足厥阴筋经、足少阴经筋6条经筋循行分布，其分布的特点：足太阳经筋与足少阴经筋分布于腰椎表里内外，前者联系下肢后外侧，后者联系下肢内侧；足三阴经筋均循阴股，结聚阴器。其中，足太阴经筋，上腹结脐，循腹里结聚胸胁，内着于脊；足少阴经筋，循脊内夹膂。

足三阴经筋、足三阳经筋与本病关系较密切，足太阳筋病则腰痛牵扯臀腿后侧；足少阳筋病则腰骶痛牵引胸胁与下肢前外侧；足阳明筋病则腰腹痛牵引下肢前面；足三阴筋病则腰臀痛牵扯大腿内侧。

【病因病机】

第 3 腰椎横突位于各腰椎的中点，处于脊柱腰曲前凸顶点，为 5 个腰椎体的活动中点，其活动度较大，该处由于反复经常过度牵扯，导致第 3 腰椎横突部位经筋损伤，或受寒着凉，卫气受损，不能卫外，邪侵气结，气不布津，筋聚气结，经筋挛急所致。

【临床表现】

常有腰部扭伤史，也可无任何明显诱因。腰部疼痛多表现为腰部及臀部弥散性疼痛，有时可向大腿后侧及至腘窝扩散，一般不超过膝关节。腰部活动时或活动后疼痛加重，有时患者翻身及行走均感困难，晨起或弯腰时疼痛加重。

早期可见患侧腰部及臀部肌肉痉挛，表现为局部隆起、紧张，晚期则病侧肌肉萎缩。竖脊肌外缘第 3 腰椎横突尖端处有局限性压痛（有的可在第 2 腰椎或第 4 腰椎横突尖端处），有时压迫该处可引起同侧下肢反射痛，反射痛的范围多不过膝。腰部功能多无明显受限。直腿抬高试验可呈阳性，但多超过 50°，加强试验阴性。

X 线检查：可见第 3 腰椎横突明显过长，有时左右两侧横突不对称或向后倾斜。

【鉴别诊断】

1. 腰椎间盘突出症

腰椎间盘突出症表现为腰痛牵引一侧臀腿疼痛，咳嗽、打喷嚏时疼痛加重（第 3 腰椎横突综合征不加重），一般腰肌紧张，伴有压痛，多位于病椎椎板间隙（第 3 腰椎横突综合征于第 3 腰椎横突尖端局限性压痛），腰椎侧弯。X 线检查有助于诊断。直腿抬高试验、加强试验均呈阳性（第 3 腰椎横突综合征少数重症患者见患腿抬高试验阳性，但加强试验阴性）。

2. 腰肌劳损

腰肌劳损表现为腰背部酸痛反复发作，迁延日久，久坐久立或气候变化而诱发，一般疼痛较轻，表现为隐痛或酸痛，休息后即可缓解，但劳则加重，尤其是保持弯腰姿势稍久即引起疼痛，表现为持续性疼痛，时重时轻并可向臀部及下肢放射。腰部大多能找到明显的压痛点，劳损肌群触之有紧张感，X 线检查无异常。

3. 梨状肌综合征

梨状肌综合征表现为沿坐骨神经分布区域出现下肢的放射性痛、麻，但无腰痛及活动功能障碍，压痛点局限在臀部梨状肌体表投影区，梨状肌紧张试验阳性。

【经筋导引解结术】

1. 查灶探结

（1）体位选择：患者取俯卧位，双下肢伸直，术者立于患者右方。

（2）经筋查体：用拇指指腹压、揉、切、推患侧腰部，探查腰部筋结。

压：根据主诉在患侧腰部用拇指由轻到重压局部皮肤，以查找筋结。

揉：找到筋结后，用拇指指腹压揉筋结局部，以探查筋结大小。

切：探完筋结大小，用拇指偏锋由外向内切推筋结，以查筋结活动度。

推：用拇指指腹沿经筋走行推筋结，以分筋理结。

经压、揉、切、推后，可在腰部受累肌肉处触及压痛、筋结点，受损肌肉常见于骶脊肌、大腿内收肌、臀肌等。可在相应肌肉的起止点或肌腹出现紧张、压痛或筋结点，腰部功能多无明显受限，病变早期时患侧腰部及臀部肌肉痉挛，晚期时则患侧肌肉萎缩。

2. 渗药软结

做好操作前的患者解释工作，患者选取俯卧位，将介质均匀涂抹在相应部位，术者手持导引板，立板由外向内、由远及近均匀渗药约 5 分钟。

3. 导引解结

术者候气，气沉丹田，力从地起，传至腰腹，沉肩、悬肘、定腕、掌虚、指实、立板，腰背传肩，带动上肢，惯性发力，同侧卸力，由外到内、由远及近、由轻到重，多维解锁松解腰部深层筋结，导出经筋深层瘀毒。一般导引 10～15 次。

4. 固本消结

导后艾灸：在腰部局部予以艾灸，以活血化瘀止痛，每次 20 分钟。

【注意事项】

1. 治疗期间注意腰部保暖，局部可配合热敷。

2. 纠正不良姿势，急性期避免或减少腰部的前屈、后伸和旋转活动，对缓解症状、促进恢复有重要作用。

3.患者应配合进行适当的功能锻炼。患者身体直立，两足分开，与肩同宽，两手叉腰，两手拇指向后，按第3腰椎横突，揉按局部，然后旋转、后伸和前屈腰部，以利于舒通筋脉、放松腰肌、解除粘连、消除炎症。但应避免过度或过久的腰部活动，以免加重损伤。

4.非手术疗法反复治疗无效，且腰部长期疼痛无法正常工作和生活者，可考虑行手术治疗。

第六节　腰椎间盘突出症

【概述】

腰椎间盘突出症又称腰椎间盘纤维环破裂髓核突出症，是因腰椎间盘发生退行性变，在外力的作用下，使纤维环破裂、髓核突出，刺激或压迫神经根，而引起的以腰痛及下肢坐骨神经放射痛等症状为特征的腰腿痛疾患。本病好发于20~40岁青壮年，男性多于女性。多数患者因腰扭伤或劳累而发病，少数可无明显外伤史，是临床最常见的腰腿痛病症之一。

腰部主要与足三阴筋、足三阳筋有关，其分布的特点：足太阳经筋与足少阴经筋分布于腰椎表里内外，前者联系下肢后外侧，后者联系下肢内侧；足阳明经筋与足少阳经筋分布于腰椎上下，前者循胁属脊位上，联系下肢前外侧，后者结于尻居下，联系下肢外前侧；足太阴经筋内着于脊；足少阴经筋并太阴之筋而上循阴股，结于阴器，循脊内挟膂；足厥阴之筋，上循阴股，结于阴器，络诸筋。

与本病关系较密切的经筋有足三阳经筋与足三阴经筋。足太阳筋病则脊反折，牵引"腘挛""跟肿痛"；足少阴筋病则腰脊"皆痛及转筋""足下转筋"，故二者"在外者不能俯，在内者不能仰。故阳病者腰反折不能俯，阴病者不能仰"。足阳明筋病则胸腰痛牵引下肢前面而"髀前肿""伏兔转筋"；足少阳筋病则腰骶痛牵引下肢外后侧而"前引髀，后引尻""引膝外转筋，膝不可屈伸，腘筋急"等；足太阴筋病则"脊内痛"等。

【病因病机】

椎间盘退行性变是造成纤维环破裂、髓核突出的基本原因。中医认为，年老体弱，肝肾不足，正气亏虚，筋骨失养，椎骨间盘退化，为本病内因；复加腰部枢机外伤、劳损或感受风寒湿热之邪，为本病的外因。二者相互作用，致使纤维环破裂，腰椎间盘突出，多见于腰 4～5、腰 5～骶 1 部位。轻者腰椎间盘膨出，经气运行不利，卫气不能布散津气，肌肉失去温养而挛急；重则腰椎间盘突出、脱出，筋突卡脉，经脉运行受阻，营血阻滞不通；久之，气滞血瘀，瘀阻筋骨，或筋骨失充，骨质松脆而发病。病位涉及筋、肉、骨、脉等。

【分型及临床表现】

1. 筋肉型腰椎间盘突出症

病变除腰椎间盘病变外，主要涉及腰部有关肌肉与腰椎周围韧带。临床表现以腰痛为主，单侧多见，一般无下肢痛症状，常因疲劳、弯腰劳作或久坐，或感受风寒而发作，活动时疼痛加重，腰部活动受限。腰肌僵硬不适。呈持续性酸痛、胀痛、重痛或冷痛。疼痛可牵引背部及骶臀部，休息后减轻。久之，腰部转动不灵，甚则腰重难持，需双手扶腰。

检查：腰部肌肉僵硬，腰部活动受限，脊柱侧弯，腰椎棘突及旁有压痛，压痛点可在棘突或棘突旁与腰肌之间，可触及条索状钝厚的筋结。常见受累肌肉为脊柱腰段伸肌、屈肌、侧屈肌与旋肌等。直腿抬高试验阳性。X 线检查可显示脊柱侧弯、腰椎生理弧度改变（变浅或加深）等表现。多见腰椎间盘膨出或轻度中央型腰椎间盘突出初期。腰部的肌力检查，将有助于确定病位，选取筋穴。

2. 筋脉型腰椎间盘突出症

筋脉型是由于筋盘突出卡压相邻的经脉，导致经脉不通，故其临床表现根据受累筋脉的不同而异。其主要表现为持续性腰部疼痛，牵引臀部，患侧下肢后外侧可出现明显的根性症状，下肢疼痛、无力、肌肉萎缩，咳嗽、喷嚏或大便等腹压增加时可诱发或加重，甚至脊髓受损，可出现马鞍区麻木及大、小便失禁等。以腰椎间盘突出后外侧型或中央型多见。

检查：腰部活动受限，在相应棘突及旁有压痛，直腿抬高试验与加强试验阳性。X 线检查可见脊柱侧弯、腰椎生理弧度变浅或加深，或节段性不稳定，椎间隙变窄，椎间孔缩小、变形等改变。CT 或 MRI 等可见椎间盘突出或脱出，与临床表现相符。

3. 筋骨型腰椎间盘突出症

一般病程较久，持续性腰背痛难以缓解，伴有根性坐骨神经症状，或可出现脊髓受损的症状，或仅有腰部酸痛的症状。多见于中老年人。

检查：腰部活动轻度受限，在相应棘突及侧旁有压痛，直腿抬高试验或加强试验阳性或阴性。X 线片可见腰椎间隙变窄，椎体严重骨质增生，椎间孔缩小、变形等改变，或见 Schmorl 结节。CT 或 MRI 等可见黄韧带钙化骨化或后纵韧带钙化骨化；关节突关节增生，椎体后缘严重骨质增生，与临床表现相符。

【鉴别诊断】

1. 急性腰扭伤
急性腰扭伤有明显外伤史，病程短，局部压痛明显，痛点进行局部封闭后可使疼痛明显减轻或消除。一般无放射性坐骨神经痛的症状。CT 检查无腰椎间盘突出。

2. 腰椎结核
腰椎结核可有腰腿痛征象，病程长，常伴有全身症状，如低热、盗汗、消瘦、乏力、血沉加快，下腹部有时可触及冷性脓肿。X 线片显示椎间隙模糊、变窄，椎体相对边缘有骨质破坏。

3. 马尾神经瘤
腰腿痛呈持续性，无间歇缓解。白天稍活动可减轻，夜间卧床时感疼痛加剧。脊柱无侧曲，腰部功能尚好。下肢运动及感觉均有不同程度障碍，以及括约肌功能紊乱。脑脊液检查示总蛋白增高，脊髓造影有占位性病变。

4. 腰椎椎管狭窄
腰椎椎管狭窄多见于中、老年人，以长期慢性腰腿痛和间歇性跛行为主要表现，卧床休息后症状可明显减轻或消失，脊柱后伸时疼痛加重。本病多因黄韧带肥厚和中央型腰椎间盘突出压迫硬膜囊引起，CT、椎管造影可明确诊断。

5. 强直性脊柱炎
强直性脊柱炎的病变为进行性，早期腰痛伴坐骨神经痛，开始在骶髂关节发病，病变逐步向上发展，血沉加快。晚期椎体呈竹节样变，关节融合，血沉增快。

6. 梨状肌综合征
梨状肌综合征的腰痛以臀腿痛为主要表现，压痛点位于环跳穴处，腰部无明显压痛点，梨状肌紧张试验阳性，腰部功能正常，直腿抬高试验阳性。

7. 其他疾病
如腰椎转移癌、骨性关节病、骨髓炎、骨折及脱位等各有其特征，应注意鉴别。

【经筋导引解结术】

1. 查灶探结

（1）体位选择：患者取俯卧位，术者立于患者右方。

（2）经筋查体：用拇指指腹压、揉、切、推患侧腰部，探查腰部筋结。

压：根据主诉在患侧腰部用拇指由轻到重压局部皮肤，以查找筋结。

揉：找到筋结后，用拇指指腹压揉筋结局部，以探查筋结大小。

切：探完筋结大小，用拇指偏锋由外向内切推筋结，以查筋结活动度。

推：用拇指指腹沿经筋走行推筋结，以分筋理结。

经压、揉、切、推后，可在腰部受累肌肉处触及压痛、筋结点，可在相应肌肉的起止点或肌腹出现紧张、压痛或筋结点。

2. 渗药软结

做好操作前的解释工作，选取坐位，将介质均匀涂抹在相应部位，术者手持导引板，立板由外向内、由远及近均匀渗药约 5 分钟。

3. 导引解结

术者候气，气沉丹田，力从地起，传至腰腹，沉肩、悬肘、定腕、掌虚、指实、立板，腰背传肩，带动上肢，惯性发力，同侧卸力，由外到内、由远及近、由轻到重，多维解锁松解腰部深层筋结，导出经筋深层瘀毒。一般导引 10～15 次。

4. 固本消结

导后艾灸：在腰部局部予以艾灸，以活血化瘀止痛，每次 20 分钟。

【注意事项】

1. 急性期应严格卧硬板床 3 周，手法治疗后亦应卧床休息，使损伤组织修复。

2. 疼痛减轻后应注意加强腰背肌锻炼，以巩固疗效

3. 久坐、久站时可用腰围保护腰部，避免腰部过度屈曲或劳累或受风寒；弯腰搬物姿势要正确，避免腰部扭伤。

4. 对久治无效的患者，尤其是严重的腰椎间盘突出症或严重骨质增生、韧带钙化、椎体滑脱者，建议手术治疗。

第十三章　下肢部筋病

第一节　膝侧副韧带损伤

【概述】

膝侧副韧带损伤是指膝关节胫、腓侧副韧带损伤，多由直接撞伤或在屈膝旋转位突然跌倒引起。轻者部分损伤，重者可完全断裂，或伴有半月板，或十字韧带损伤。临床表现为膝关节肿痛、活动障碍。多见体力劳动者或运动员。

膝部有足阳明经筋、足太阳经筋、足少阳经筋、足太阴经筋、足少阴经筋、足厥阴经筋6条经筋分布，其分布的特点：足阳明经筋、足少阳经筋分布于膝外侧；足太阴经筋、足少阴经筋、足厥阴经筋分布于膝内侧；足太阳经筋分布于腘窝。

其中，与本病关系较密切的经筋有足少阳经筋、足太阴经筋、足少阴经筋以及足厥阴经筋。足少阳筋病则引膝外转筋，膝不可屈伸；足太阴筋病则膝内辅骨痛，阴股引髀而痛；足少阴筋病则所过而结者皆痛而转筋；足厥阴筋病则内辅痛、阴股痛转筋等。

【病因病机】

膝侧副韧带损伤多由于遭受外力暴力直接损伤络脉，血溢筋肉，筋气阻滞，不通则痛；或因久行伤筋等原因导致慢性劳损，筋弱不强，复感风寒，邪阻卫气，气不布津，筋肉失养，不荣则痛。当膝外侧受到暴力打击或重物压迫，迫使膝关节过度外翻、外旋时，可使膝内侧间隙拉宽，内侧副韧带发生拉伤、撕裂或断裂等损伤，称为足阴筋病；反之，膝内侧受到暴力打击或重物压迫，迫使膝关节过度内翻时，可使膝外侧间隙拉宽，外侧副韧带发生拉伤、撕裂或断裂等损伤，称为足阳筋病。由于膝关节有生理性外翻角，且膝外侧易受到暴力的打击或重物的压迫，且足筋阳气旺盛、阴气偏弱，因此临床上内侧副韧带损伤多见。

【临床表现】

大多表现为外伤后关节肿痛，皮下瘀斑，活动受限，患侧副韧带压痛。关节屈伸不利，包括主动与被动运动、行走不便，侧方挤压试验阳性。一般阴筋（内侧副韧带）损伤时压痛点可在股骨内上髁、关节间隙处或胫骨内侧髁，可合并半月板损伤，出现关节"交锁"征；阳筋（外侧副韧带）损伤，压痛点在腓骨头或股骨外上髁。

临床上分为部分撕裂和完全撕裂。完全撕裂者，膝关节常处于半屈曲位，膝关节以下大面积瘀斑，若内侧副韧带完全撕裂时合并内侧半月板损伤和前交叉韧带损伤或胫骨嵴撕脱骨折时，称之为"膝关节损伤三联征"。侧方挤压试验有重要临床意义。内侧副韧带部分撕裂时，在膝伸直位小腿做侧方挤压试验时，膝关节无明显外翻活动，但膝内侧疼痛加剧；而完全撕裂时，会有异常外翻活动并能在患处摸到裂隙；同理，外侧副韧带部分撕裂时无明显内翻活动，完全撕裂时会有异常内翻活动。

X 线检查：可发现侧副韧带伤侧关节间隙增宽，并可发现有无骨折。

MRI 检查：韧带损伤部位显示信号异常。

【鉴别诊断】

1. 半月板损伤

半月板损伤表现为膝关节疼痛，行走或上下楼梯时明显，屈伸关节时会有弹响声，或出现"交锁"征（即膝关节突然不能伸直，需自行摇摆或旋转后方能伸直），常伴有股四头肌萎缩。回旋挤压试验及膝关节挤压研磨试验阳性。

2. 交叉韧带损伤

交叉韧带损伤表现为受伤时关节内有撕裂感，剧烈疼痛并迅速肿胀，关节内有积血或积液，关节松弛失去原有稳定性。抽屉试验阳性。

【经筋导引解结术】

1. 查灶探结

（1）体位选择：患者取坐位或卧位，术者位于患者伤肢一侧。

（2）经筋查体：用拇指指腹压、揉、切、推患侧膝部，探查筋结点。

压：根据主诉在损伤的部位寻找筋结点，按压该点有压痛或酸胀感。

揉：找到筋结后，用拇指指腹压揉筋结局部，以探查筋结大小。

切：探完筋结大小，用拇指指锋由外向内切推筋结，以查筋结活动度。

推：用拇指指腹沿经筋走行推筋结，以分筋理结，令患者活动患膝至疼痛减轻。

经压、揉、切、推后，可使膝部压痛、筋结点压痛及酸胀感减弱，患膝活动度好转。手法不宜多做，以免加重损伤。而侧副韧带损伤严重甚至完全撕裂者，尽早进行手术治疗。

2. 渗药软结

做好操作前的解释工作，选取坐位，将介质均匀涂抹在相应部位，术者手持导引板，立板由外向内、由远及近均匀渗药约 5 分钟。

3. 导引解结

术者候气，气沉丹田，力从地起，传至腰腹，沉肩、悬肘、定腕、掌虚、指实、立板，腰背传肩，带动上肢，惯性发力，同侧卸力，由外到内、由远及近、由轻到重，多维解锁松解膝部深层筋结，导出经筋深层瘀毒。一般导引 10～15 次。

4. 固本消结

（1）导后艾灸：在膝部局部予以艾灸，以活血化瘀止痛，每次 20 分钟。

（2）导后抻筋：部分撕裂者应用石膏或夹板固定膝关节功能位 3～4 周，固定后做股四头肌舒缩活动。

【注意事项】

1. 本治疗仅适用部分撕裂者，或完全撕裂手术后的康复者，反复出现疼痛甚至积水或完全撕裂时，应及时就医。

2. 治疗期间减少步行时间，局部软固定，避免下肢过度或持久的外展，限制患肢内或外翻动作。

3. 注意休息以及保暖。

第二节　髌腱炎

【概述】

髌腱是指连接髌骨与胫骨之间的肌腱。当其受损或出现炎症时，称为髌腱炎，或称髌腱末端病。髌腱炎又称跳跃者膝，是一种髌骨肌腱损伤，多由引起膝关节前侧疼痛的活动造成。可实质上它是一种退行性病变，与运动中使膝关节伸的结构的受力方式和过度使用有关。

膝前部主要有足阳明经筋、足太阳经筋、足少阳经筋3条经筋循行分布，其分布的特点：足太阳经筋结于膝部，足阳明经筋与足少阳经筋分布于膝外侧。

与本病关系密切的经筋主要是足三阳经筋。足太阳筋病则腘挛；足少阳筋病则引膝外转筋，膝不可屈伸，腘筋急，前引髀，后引尻；足阳明筋病则胫转筋，脚跳坚，伏兔转筋。

【病因病机】

高强度和高频率的活动，尤其是反复的跳跃，会劳损足之阳筋，同时超重和肥胖会给髌腱增加压力，导致筋弱不强，复感风寒，邪阻卫气，气不布津，筋肉失养，不荣则痛；或由于遭受外力暴力直接损伤络脉，血溢筋肉，筋气阻滞，津血聚结为肿，不通则痛。

【临床表现】

膝前部疼痛，初期在大量运动尤其是蹲跳运动后疼痛加重，而后出现膝关节持续性疼痛，局部肿胀，膝前髌腱处尤为明显，伸膝无力。部分患者行走时无影响，上下楼梯时困难。病久可能出现股四头肌无力，进而萎缩。若完全断裂者局部肿胀明显，不能伸膝。

检查：髌腱压痛，伸膝阻抗试验阳性。髌腱完全断裂者可在膝前部触及空隙。

X线检查：髌骨上移，如髌骨骨尖撕裂者显示骨碎片。

【鉴别诊断】

1. 髌骨疼痛综合征

髌骨疼痛综合征又称"跑步者膝"。疼痛在膝关节内，髌骨周围或髌骨下方，在膝关节大负荷屈膝或伸膝运动之后出现疼痛，髌骨内侧缘有压痛，爬山或上下楼梯时诱发或加重疼痛。

2. 髌骨软化

髌骨软化者起病缓慢，初期膝部隐痛、乏力，其后髌骨周围按压痛，劳则加重，上下台阶困难，甚则步行困难。按压髌骨有特殊的钝痛和摩擦感。X 线早期没有明显的改变，后期可见关节处狭窄，髌骨关节面粗糙不平，胫骨边缘骨质增生，髌股关节间隙变窄等。

3. 髌骨骨折

髌骨骨折者有明显外伤史，髌骨肿痛明显、活动不利。X 线可协助诊断。

【经筋导引解结术】

1. 查灶探结

（1）体位选择：患者取坐位或卧位，术者位于患者伤肢一侧。

（2）经筋查体：用拇指指腹压、揉、切、推患侧膝部，探查筋结点。

压：根据主诉在损伤的腓、胫侧副韧带，股骨内、外上髁与胫骨内侧髁，腓骨小头上下循阴阳经筋寻找筋结点，按压该点有压痛或酸胀感。

揉：找到筋结后，用拇指指腹压揉筋结局部，以探查筋结大小。

切：探完筋结大小，用拇指指锋由外向内切推筋结，以查筋结活动度。

推：用拇指指腹沿经筋走行推筋结，以分筋理结，令患者活动患膝时疼痛减轻。

经压、揉、切、推后，可使膝部压痛、筋结点压痛及酸胀感减弱，患膝活动度好转。手法不宜多做，以免加重损伤。而髌腱损伤严重，甚至完全撕裂者，应尽早进行手术治疗。

2. 渗药软结

做好操作前的解释工作，患者选取坐位，将介质均匀涂抹在相应部位，术者手持导引板，立板由外向内、由远及近均匀渗药约 5 分钟。

3. 导引解结

术者候气，气沉丹田，力从地起，传至腰腹，沉肩、悬肘、定腕、掌虚、指实、立板，腰背传肩，带动上肢，惯性发力，同侧卸力，由外到内、由远及近、由轻到重，多维解锁松解膝部深层筋结，导出经筋深层瘀毒。一般导引10~15次。

4. 固本消结

导后艾灸：在膝部局部予以艾灸，以活血化瘀止痛，每次20分钟。

【注意事项】

1. 运动前要做准备活动，进行充分的热身，拉伸全身韧带，活动开关节是很必要的。

2. 运动中用力要节制，不要大强度，可使用髌腱加压带等护具。

3. 运动后进行局部冷敷，剧烈运动后或出现疼痛时最好马上冷敷，可以有减少炎症的作用。

4. 嘱患者治疗后避风寒，饮温水。

第三节　髌骨软化症

【概述】

髌骨软化症是指髌骨遭受各种急、慢性损伤，导致髌骨软骨面与股面相对的髌面关节软化发生的退行性变，出现局限性软骨纤维化、软骨裂隙，而引起膝关节慢性疼痛的一种常见膝关节疾病，又称髌骨软骨病。属中医"痹证"范畴，主要由穴位气血受阻，气血瘀积所导致的髌骨关节病。本病多见于运动员及膝关节活动较多者，如田径、登山运动员，舞蹈演员等。

膝前部主要为足阳筋分布，有足太阳经筋、足少阳经筋、足阳明经筋3条经筋循行分布，其分布的特点：足太阳经筋分布于膝关节后侧；足少阳经筋分布于膝关节外侧面；足阳明经筋分布于膝关节前侧，与足少阳经筋相合。足太阳经筋病则膝痛；足少阳经筋病则引膝外转经，膝不可屈伸，腘筋急，前引髀，后引尻；足阳明筋病则胫转筋，脚跳坚，伏兔转筋。

【病因病机】

有膝关节过度活动或外伤史，或感受风寒湿邪或风热湿邪，或因病程日久肝肾亏虚筋骨失养所致。软骨属于广义经筋的范畴，卫气与邪气相搏，结于筋肉，卫气不能输布津液，停滞于局部，津伤及液，津液不能滋养软骨而筋骨同病。

【临床表现】

病变早期表现为膝关节前侧疼痛，休息后好转，随病程延长，疼痛时间多于缓解，下楼时加重，严重时常需侧身横着下楼，下楼或行走时常突然无力摔跤，俗称"打软腿"。膝关节怕冷，可反复出现肿胀积液，常被误诊为"风湿"。病情进一步发展加重时，下蹲困难，夜间疼痛而影响睡眠和正常生活。病变晚期由于磨损严重，膝关节不能完全伸直，关节腔内可出现关节积水和游离体，造成关节内交锁，突然卡住关节等。

【鉴别诊断】

1. 髌下脂肪垫肥厚
髌下脂肪垫肥厚表现为膝关节疼痛，完全伸直时疼痛加重，髌下肿胀明显伴有压痛。髌腱松弛压痛试验阳性。

2. 膝关节半月板损伤
膝关节半月板损伤表现为膝关节痛，上楼梯时有"交锁"现象。回旋挤压试验、研磨试验均为阳性。

【经筋导引解结术】

1. 查灶探结
（1）体位选择：患者取坐位，术者立于患者前方。
（2）经筋查体：用拇指指腹压、揉、切、推患侧股四头肌，探查大腿部筋结。
压：根据主诉在患侧膝部用拇指由轻到重压局部皮肤，以查找筋结。
揉：找到筋结后，用拇指指腹压揉筋结局部，以探查筋结大小。

切：探完筋结大小，用拇指偏锋由外向内切推筋结，以查筋结活动度。

推：用拇指指腹沿经筋走行推筋结，以分筋理结。

经压、揉、切、推后，可在膝部受累肌肉处触及压痛、筋结点，受损肌肉常见于股二头肌、阔筋膜张肌、股四头肌等。可在相应肌肉的起止点或肌腹出现紧张、压痛或筋结点，膝关节屈曲、伸展、旋内、旋外运动受限，以屈膝、伸膝受限为主。

2.渗药软结

做好操作前的解释工作，患者选取坐位，将介质均匀涂抹在相应部位，术者手持导引板，立板由外向内、由远及近均匀渗药约 5 分钟。

3.导引解结

术者候气，气沉丹田，力从地起，传至腰腹，沉肩、悬肘、定腕、掌虚、指实、立板，腰背传肩，带动上肢，惯性发力，同侧卸力，由外到内、由远及近、由轻到重，多维解锁松解膝部深层筋结，导出经筋深层瘀毒。一般导引10～15 次。

4.固本消结

（1）导后艾灸：在膝部局部予以艾灸，以活血化瘀止痛，每次 20 分钟。

（2）导后抻筋：术者提捏患者髌骨并配合屈伸膝关节 3～5 遍。

【注意事项】

1.病情严重，经多次治疗无效者，建议手术治疗。

2.治疗期间要注意休息，局部保暖，加强锻炼，保持合适体重，有利于康复。如果有膝关节疼痛时，应坚持佩戴护膝或护髌器。

3.避免突然改变锻炼的强度，增强力量和耐力的活动要循序渐进、逐渐增加。

第四节　髌下脂肪垫肥厚

【概述】

髌下脂肪垫肥厚，又称髌下脂肪垫劳损、髌下脂肪垫炎、髌下脂肪垫损伤、髌下脂肪垫综合征等，是由外伤、磨损、受凉等多种刺激因素引起髌下脂肪垫充血、水肿、肥厚以及无菌性炎症反应，可累及相关的滑膜和肌腱。属中医"膝痹"范畴。

膝前部主要为足阳筋分布，有足太阳经筋、足少阳经筋、足阳明经筋 3 条经筋循行分布，其分布的特点：足太阳经筋分布于膝关节外侧面表里内外；足少阳经筋分布于膝关节外侧面表里内外；足阳明经筋分布于膝关节前侧，与足少阳经筋相合。足太阳筋病则膝腘痛；足少阳筋病则引膝外转筋，膝不可屈伸；足阳明筋病则伏兔转筋等。

【病因病机】

内因多为素体阳虚，抑或久病致肝肾亏虚，筋脉关节失于濡养，本为虚；加之久居湿地，抑或感受风寒外邪，抑或跌仆扭伤等因素，皮毛腠理失于卫阳固摄，外邪乘虚而入，加之气血虚衰推动无力，新血难生，瘀血内阻，气血运行不畅，不通则痛，亦不荣则痛。

【临床表现】

多以疼痛和关节活动功能障碍为主，轻者初起以关节肿痛，下蹲，或膝过伸时可诱发膝局部疼痛不适感，无明显功能受限；病程日久者多出现关节僵硬、变形，甚者行走艰难，生活质量受到严重影响。膝痹病程迁延漫长，缠绵难愈。

【鉴别诊断】

髌骨软化症
髌骨软化症表现为膝关节疼痛，髌骨按压痛甚，并触及摩擦感，单腿蹲下试验阳性。

【经筋导引解结术】

1. 查灶探结
（1）体位选择：患者取坐位，术者立于患者前方。
（2）经筋查体：用拇指指腹压、揉、切、推患侧膝部，探查膝关节周围筋结。

压：根据主诉在患侧膝部用拇指由轻到重压局部皮肤，以查找筋结。

揉：找到筋结后，用拇指指腹压揉筋结局部，以探查筋结大小。

切：探完筋结大小，用拇指偏锋由外向内切推筋结，以查筋结活动度。

推：用拇指指腹沿经筋走行推筋结，以分筋理结。

经压、揉、切、推后，可在膝关节周围受累肌肉处触及压痛、筋结点，受损肌肉常见于髂胫束等，可在相应肌肉的起止点或肌腹出现紧张、压痛或筋结点。

2. 渗药软结

做好操作前的解释工作，选取坐位，将介质均匀涂抹在相应部位，术者手持导引板，立板由外向内、由远及近均匀渗药约 5 分钟。

3. 导引解结

术者候气，气沉丹田，力从地起，传至腰腹，沉肩、悬肘、定腕、掌虚、指实、立板，腰背传肩，带动上肢，惯性发力，同侧卸力，由外到内、由远及近、由轻到重，多维解锁松解膝部深层筋结，导出经筋深层瘀毒。一般导引 10~15 次。

4. 固本消结

（1）导后艾灸：在膝部局部予以艾灸，以活血化瘀止痛，每次 20 分钟。

（2）导后抻筋：术者一手将髌骨朝离心方向推压，另一手的拇指尖伸入髌尖粗面，以短促反复滑动进行 20~30 秒，治疗 1~4 次。

【注意事项】

1. 临证时要分清瘀肿、筋结、流痰，分而治之。

2. 如有嵌顿剧痛者，适当牵引下活动膝部，解除嵌顿。

3. 治疗期间要注意休息，局部保暖，有利于康复。

第五节　腓肠肌群损伤

【概述】

腓肠肌群是由位于小腿后方的腓肠肌以及腓肠肌下方的比目鱼肌组成的一组肌群，由膝关节后方经小腿后方，一直向下延伸到足跟，共同参与形成跟腱。

腓肠肌群损伤就是该肌群肌肉和肌腱部分受到过分牵拉，甚至发生肌纤维撕裂。腓肠肌和比目鱼肌两者均可发生损伤。由于本病以前经常出现在网球运动员中，所以也被称为"网球腿"。

腓肠肌群侧有足太阳经筋、足少阳经筋 2 条经筋循行分布，其分布的特点：足太阳经筋分布于小腿内侧；足少阳经筋分布于小腿外侧。一旦经筋病变，则足太阳筋病见小指支，跟肿痛，腘挛；足少阳筋病见膝外转筋，膝不可屈伸，腘筋急。

【病因病机】

日常活动和运动中，经常做伴有突然发力的蹬脚、跳跃动作，诸如短速跑、跳高、跳远等；或者在运动时膝关节伸直情况下，足背朝上屈曲而发生不协调的超负荷运动，诸如慢跑、打网球等，均容易引起腓肠肌牵拉，从而导致损伤。

【临床表现】

急性损伤者，有明显外伤史，运动时感觉小腿后方有突然的爆裂声，小腿后侧疼痛，通常位于肌腱和肌腹结合处，局部肿胀、明显压痛、有青紫瘀肿，小腿不能屈曲，蹬脚、行走困难。慢性损伤者，小腿后侧肿胀不明显，有压痛，主动或被动运动时小腿后面肌肉牵拉痛。

检查：腓肠肌局部肿胀压痛。腓肠肌群损伤通常发生在肌腱和肌腹连接处，大致位于小腿后方，膝关节到足跟中点处。如果是比目鱼肌损伤，疼痛位置通常会比较低。抗阻跖屈或抗阻收缩肌肉引起疼痛。如腓肠肌群断裂常发生于腓肠肌内侧头的比目鱼肌腱膜止点处。MRI 检查可以明确损伤位置。

【鉴别诊断】

跟腱损伤

跟腱损伤者，大多有急性外伤史，肿痛局限于跟腱周围，小腿三头肌抗阻力试验阳性（令患者距小腿关节跖屈后加阻力于足掌，再令患者背伸，如跟腱疼痛为阳性）。

【经筋导引解结术】

1. 查灶探结

（1）体位选择：患者取坐位，术者立于患者侧前方。

（2）经筋查体：用拇指指腹压、揉、切、推患侧小腿，探查腿部筋结。

压：根据主诉在患侧腿部用拇指由轻到重压局部皮肤，以查找筋结。

揉：找到筋结后，用拇指指腹压揉筋结局部，以探查筋结大小。

切：探完筋结大小，用拇指偏锋由外向内切推筋结，以查筋结活动度。

推：用拇指指腹沿经筋走行推筋结，以分筋理结。

经压、揉、切、推后，可在腿部受累肌肉处触及压痛、筋结点，受损肌肉常见于腓肠肌、比目鱼肌等。

2. 渗药软结

做好操作前的解释工作，选取坐位，将介质均匀涂抹在相应部位，术者手持导引板，立板由外向内、由远及近均匀渗药约 5 分钟。

3. 导引解结

术者候气，气沉丹田，力从地起，传至腰腹，沉肩、悬肘、定腕、掌虚、指实、立板，腰背传肩，带动上肢，惯性发力，同侧卸力，由外到内、由远及近、由轻到重，多维解锁松解腓肠肌群深层筋结，导出经筋深层瘀毒。一般导引 10～15 次。

4. 固本消结

（1）导后艾灸：在腓肠肌群局部予以艾灸，以活血化瘀止痛，每次 20 分钟。

（2）导后抻筋：术者双手分别托住患者踝部和小腿，向上均匀加力端提小腿部 5～10 秒钟。

【注意事项】

1. 注意休息，避免患侧肢体过度活动。

2. 嘱患者灸疗后避风寒，服温水。

第六节　踝关节损伤

【概述】

在外力作用下，踝关节骤然向一侧过度活动时，引起踝关节周围软组织如内外侧副韧带、肌腱等发生撕裂伤，称为踝关节损伤。轻者仅有部分韧带纤维撕裂，重者可使韧带完全断裂或韧带及关节囊附着处的骨质撕脱等。好发于青壮年。

与踝关节有关的经筋主要为足三阴三阳经筋，其中足三阳经筋结于外踝，足三阴经筋结于内踝。具体分布：足太阳经筋，上结于踝；足少阳经筋，上结外踝；足阳明经筋，结于跗上；足太阴经筋，上结于内踝；足少阴经筋，斜走内踝之下；足厥阴经筋，上结于内踝之前。

一旦足之三阴三阳经筋受损则痛，足三阳筋病则足外踝肿痛，足三阴筋病则足内踝肿痛。如足太阴筋病则内踝痛、转筋痛；足厥阴筋病则内踝前痛等。

【病因病机】

阴阳脉起于内外踝，分内外向上循行，其周围更有足三阴三阳经筋伴随，共同协调，如不慎踩空、扭伤等外因均可易损伤踝关节周围筋脉；或感受风寒湿邪，卫气与邪气相搏，卫气不能输布津液，筋肉受损，更易导致扭伤，故临床常见踝关节习惯性扭伤。急性损伤多见络伤瘀肿或筋病卡脉血肿；慢性损伤常见筋伤筋肿，病久可筋病及骨，筋骨同病。

【临床表现】

急性损伤：轻者，外踝或内踝轻度肿痛，行走不便；重者，外踝或内踝肿胀明显，局部皮下青紫，难以行走，患足不能着地，呈跛行，活动时疼痛加重。一般以外侧副韧带损伤多见。

慢性损伤：有多次踝关节扭伤病史，稍不慎即扭伤。平时内踝或外踝酸胀疼痛、乏力。一旦扭伤则急性发作。反复踝关节筋伤，久而筋病及骨而出现踝关节退行性骨关节炎或继发踝关节软骨损伤，产生慢性疼痛。

检查：内踝或外踝局部肿胀、压痛，足内翻或外翻时诱发或加重疼痛。

MRI 能清晰显露踝关节韧带损伤的部位。抽屉试验阳性可提示外侧距腓前韧带损伤，内翻应力试验阳性提示合并外侧跟腓韧带损伤，外翻应力损伤提示内侧三角韧带损伤。上述试验评价时均需与对侧未受累踝关节进行对比，且在扭伤急性期尤其是踝关节肿痛明显时，这些查体往往难以完成。

【鉴别诊断】

踝骨骨折

有明显外伤史，局部肿胀剧痛，压痛明显，可有足跟叩击痛，及骨畸形、骨擦音等。X 线检查可见撕脱骨片等。

【经筋导引解结术】

1. 查灶探结

（1）体位选择：患者取仰卧位，术者立于患者侧方。

（2）经筋查体：用拇指指腹压、揉、切、推患者踝关节，探查筋结。

压：根据主诉在患部用拇指由轻到重压局部皮肤，以查找筋结。

揉：找到筋结后，用拇指指腹压揉筋结局部，以探查筋结大小。

切：探完筋结大小，用拇指偏锋由外向内切推筋结，以查筋结活动度。

推：用拇指指腹沿经筋走行推筋结，以分筋理结。

经压、揉、切、推后，在踝部受累软组织可触及压痛、筋结点，受损组织常见于内外侧副韧带、肌腱等。可在相应组织的起止点出现紧张、压痛点或筋结点，踝部外展、前屈、前伸活动受限。

2. 渗药软结

做好操作前的解释工作，患者选取坐位，将介质均匀涂抹在相应部位，术者手持导引板，立板由外向内、由远及近均匀渗药约 5 分钟。

3. 导引解结

术者候气，气沉丹田，力从地起，传至腰腹，沉肩、悬肘、定腕、掌虚、指实、立板，腰背传肩，带动上肢，惯性发力，同侧卸力，由外到内、由远及近、由轻到重，多维解锁松解踝部深层筋结，导出经筋深层瘀毒。一般导引 10～15 次。

4. 固本消结

（1）导后艾灸：在踝部局部予以艾灸，以活血化瘀止痛，每次 20 分钟。

（2）导后抻筋：术者双手分别托住患者脚掌和踝部，向上均匀加力端提踝部 5～10 秒钟。

【注意事项】

1. 临证时首先要分清筋伤、骨伤，排除骨折。
2. 急性扭伤时，先冰敷，再行加压包扎、抬高患肢休息，有利于康复。
3. 急性踝关节扭伤要分清瘀肿、血肿，分而治之。
4. 治疗期间要注意个人保护，参加运动时可佩戴护具限制关节的过度活动。习惯性踝关节扭伤者，平时可穿高帮鞋，以保护、支持踝关节。

第七节　跟腱炎

【概述】

跟腱炎又称跟腱周围炎，是由于跟腱活动过度，或跟腱长期反复与周围组织摩擦造成的慢性劳损引起的肌腱周围非特异性炎症反应，是临床上足跟疼痛的常见原因之一，常见于跑步运动员、活动量较大的年轻人。

与跟腱有关的主要经筋为足太阳、少阴经筋，如足太阳经筋，循足外踝，结于踵，上循跟，结于腘；足少阴经筋，斜走内踝之下，结于踵，与足太阳之筋合，而上结于内辅骨之下。

与本病有关的经筋：足太阳筋病则小指支，跟肿痛，腘挛；足少阴筋病则足下转筋，及所过而结者皆痛及转筋。

【病因病机】

中医学认为跟腱炎属于"痹证"范畴，痹证多由于经络痹阻、经脉气血不通等导致，跟腱炎的发病机制亦如是。足太阳与足少阴之筋伴随，共同协调，实现站立、行走、跳跃等活动，若两经经筋及其周围组织直接遭受外来撞击，或足部突然发力，或长期跟腱重复活动等，导致经脉筋骨痹阻，损伤跟腱；或年老肝肾亏虚，筋骨失养，跟腱不耐风寒湿邪，经气不畅，不能正常输布气血，不通则痛。

【临床表现】

主要表现以晨起、久坐、久站或剧烈活动后疼痛，其典型症状为刚开始行走时疼痛较为明显，行走一段距离后疼痛逐渐减轻。

急性期：走路、跑步等运动时跟腱疼痛，周围红肿压痛，踝关节屈伸时诱发或加重疼痛，小腿三头肌抗阻力试验阳性。

慢性期：清晨跟腱变硬，疼痛虽减，但足跖屈背伸活动受限，尤其是爬山及上楼梯时感觉跟腱疼痛，且多长期持续存在。

检查：可在足部跟骨内侧结节处发现明显压痛感，其痛证可持续数月。小腿三头肌抗阻力试验阳性（令患者距小腿关节跖屈后加阻力于足掌，再令患者背伸，如跟腱疼痛为阳性）。

X 线检查后期可见跟腱周围钙化。

【鉴别诊断】

1. 跟腱断裂
跟腱断裂多见于年轻人，有明显外伤史，突然用力或运动后即出现跟腱剧痛、跖屈无力、跟腱压痛明显、断裂处触及凹陷、跖屈困难、单腿直立时不能抬起足跟等表现。

2. 跟骨骨折
跟骨骨折表现为跟骨剧痛，局部压痛、叩击痛，或有骨擦音、畸形等。X线检查可明确诊断。

3. 类风湿关节炎
类风湿关节炎以对称性双手、腕、足等多关节肿痛为首发表现，关节痛往往是最早的症状，最常出现的部位为腕、掌指、近端指间关节，其次是足趾、膝、踝、肘、肩等关节。

【经筋导引解结术】

1. 查灶探结
（1）体位选择：患者取仰卧位，术者立于患者患肢侧方。

（2）经筋查体：用拇指指腹压、揉、切、推患肢足跟部，探查足跟部筋结。

压：根据主诉在患侧足跟部用拇指由轻到重压局部皮肤，以查找筋结。

揉：找到筋结后，用拇指指腹压揉筋结局部，以探查筋结大小。

切：探完筋结大小，用拇指偏锋由外向内切推筋结，以查筋结活动度。

推：用拇指指腹沿经筋走行推筋结，以分筋理结。

经压、揉、切、推后，可在足跟部受累肌肉处触及压痛、筋结点，受损肌肉、肌腱常见于腓肠肌、跟腱等。可在相应肌肉的起止点或肌腹出现紧张、压痛或筋结点，以踝关节跖屈运动受限为主要表现。

2. 渗药软结

做好操作前的解释工作，患者选取仰卧位，将介质均匀涂抹在相应部位，术者手持导引板，立板由外向内、由远及近均匀渗药约5分钟。

3. 导引解结

术者候气，气沉丹田，力从地起，传至腰腹，沉肩、悬肘、定腕、掌虚、指实、立板，腰背传肩，带动上肢，惯性发力，同侧卸力，由外到内、由远及近、由轻到重，多维解锁松解足踝部深层筋结，导出经筋深层瘀毒。一般导引10~15次。

4. 固本消结

（1）导后艾灸：在足踝局部予以艾灸，以活血化瘀止痛，每次20分钟。

（2）导后抻筋：术者一手托住患者患侧脚后跟，向一手扶住脚背，向足尖部方向均匀加力拉伸5~10秒钟，用力宜轻缓柔和。

【注意事项】

1. 临证时要排除跟腱断裂或跟骨骨折，注意与类风湿关节炎的肿胀疼痛鉴别。

2. 治疗期间要注意休息，穿软底鞋或垫高鞋跟以减少跟腱张力，有利于康复。

第八节　足跟痛

【概述】

足跟痛又称脚跟痛、跟痛症，由足跟骨质、筋膜、滑囊、关节等处发生病变引起。本病临床主要表现为单侧或双侧脚底或足跟酸胀，或伴针刺疼痛感，局部无红肿，行走困难，对患者日常活动具有较大影响。多见于站立工作者或运动员。

与足跟痛有关的经筋为足少阴经筋，其起于小指之下，并足太阴之筋，斜走内踝之下，结于踵，与太阳之筋合，而上结于内辅之下。足少阴筋病则足下转筋，及所过而结者皆痛及转筋。

【病因病机】

足跟痛因足后跟部疼痛得名，以足跟部长期慢性疼痛为主症，在中医学上属"痹证""肾痹"范畴。久行伤筋，久立伤骨，故长期站立工作或奔跑跳跃运动或被石子所伤，则足少阴经筋损伤。或于水上工作，寒湿入侵，邪阻经筋，或年老肝肾亏虚，筋骨失养，风寒湿邪之气入体，两邪相搏致经络瘀滞，局部气血运行受阻，从而"不通则痛""不荣则痛"。

【临床表现】

有久行久立或外伤史，以足跟部为主要疼痛部位，于久坐后站立或起步时出现剧烈疼痛，行走片刻后减轻，在行走或站立过久后疼痛加重，疼痛扩散到足跟内侧与足底；疼痛性质以刺痛、酸胀痛或烧灼样痛为主。

检查：足弓底部可伴有或不伴有压痛点，跟骨结节前或下方压痛、局部肿胀，或可触及囊性肿物或硬块。

X线检查或可见跟骨前有钙化灶，形如骨棘，其状平而小；有时见骨质脱钙、增生或骨刺。

【鉴别诊断】

1. 足掌痛
足掌痛的疼痛部位不同，以足掌部位疼痛为主，病变在足弓横弓，部位在足掌跖骨附近。

2. 足底筋膜炎
足底筋膜炎是由足底的肌腱或者筋膜发生无菌性炎症所致，既会导致足跟痛也会导致足心痛。压痛点常在足底近足跟处，有时压痛较剧烈，且持续存在。

【经筋导引解结术】

1. 查灶探结

（1）体位选择：患者取仰卧位，术者立于患者患肢侧方。

（2）经筋查体：用拇指指腹压、揉、切、推患侧脚跟部位，探查足跟筋结。

压：根据主诉在患侧足跟部用拇指由轻到重压局部皮肤，以查找筋结。

揉：找到筋结后，用拇指指腹压揉筋结局部，以探查筋结大小。

切：探完筋结大小，用拇指偏锋由外向内切推筋结，以查筋结活动度。

推：用拇指指腹沿经筋走行推筋结，以分筋理结。

经压、揉、切、推后，可在足跟部受累肌肉处触及压痛、筋结点，受损肌肉常见于小腿三头肌与足底肌群等。可在相应肌肉的起止点或肌腹出现紧张、压痛或筋结点，足部以背伸、踝关节跖屈运动受限为主。

2. 渗药软结

做好操作前的解释工作，患者选取仰卧位，将介质均匀涂抹在相应部位，术者手持导引板，立板由外向内、由远及近均匀渗药约 5 分钟。

3. 导引解结

术者候气，气沉丹田，力从地起，传至腰腹，沉肩、悬肘、定腕、掌虚、指实、立板，腰背传肩，带动上肢，惯性发力，同侧卸力，由外到内、由远及近、由轻到重，多维解锁松解跟腱两侧及足底部深层筋结，导出经筋深层瘀毒。一般导引 10～15 次。

4. 固本消结

（1）导后艾灸：在足底局部予以艾灸，以活血化瘀止痛，每次 20 分钟。

（2）导后抻筋：术者一手托住患者患侧足后跟，一手向前缓慢按压患侧足心面，向近心端方向均匀加力拉伸 5～10 秒钟，用力宜轻缓柔和。

【注意事项】

1. 临证时要分清是足底跟腱炎、跟骨下滑囊炎、跟骨下脂肪垫炎，还是跟骨骨刺，分而治之。

2. 治疗期间要注意休息，穿软性运动鞋，或特制足跟痛鞋，有利于康复。

3. 平底足的患者，要穿特制鞋，垫充足弓，减轻或减少对足弓的损伤。